中医药畅销书选粹·名医传薪

高尔鑫医学新悟

高尔鑫 编著

中国中医药出版社·北京

图书在版编目（CIP）数据

高尔鑫医学新悟/高尔鑫编著．—北京：中国中医药出版社，2012.1（2025.3重印）
（中医药畅销书选粹·名医传薪）
ISBN 978－7－5132－0520－7

Ⅰ.①高…　Ⅱ.①高…　Ⅲ.①中国医药学－文集　Ⅳ.①R2－53

中国版本图书馆CIP数据核字（2011）第127948号

中国中医药出版社出版
北京经济技术开发区科创十三街31号院二区8号楼
邮政编码　100176
传真　010 64405721
北京盛通印刷股份有限公司印刷
各地新华书店经销
*
开本880×1230　1/32　印张5.125　字数134千字
2012年1月第1版　2025年3月第3次印刷
书　号　ISBN 978－7－5132－0520－7
*
定价　19.00元
网址　www.cptcm.com

服务热线　010 64405510
购书热线　010 89535836
书店网址　csln.net/qksd/

出版者的话

中国中医药出版社作为直属于国家中医药管理局的唯一国家级中医药专业出版社，自创办以来，始终定位于“弘扬中医药文化的窗口，交流中医药学术的阵地，传播中医药文化的载体，培养中医药人才的摇篮”，不断锐意进取，实现了由小到大、由弱到强、由稚嫩到成熟的跨越式发展，短短的20多年间累计出版图书3600余种，出书范围涉及全国各级各类中医药教材和教学参考书；中医药理论、临床著作，科普读物；中医药古籍点校、注释、语译；中医药译著和少数民族文本；中医药政策法规汇编、年鉴等。基本实现了“只要是中医药书我社最多，只要是中医药教材我社最全，只要是中医药书我社最有权威性”的目标，在中医药界和社会上产生了广泛的影响。2009年我社被国家新闻出版总署评为“全国百佳图书出版单位”。

为了进一步扩大我社中医药图书的传播效应，充分利用优秀中医药图书的价值，满足更多读者，尤其是一线中医药工作者的需求，我们在努力策划、出版更多更好新书的同时，从早期出版的专业学术图书中精心挑选了一批读者喜欢、篇幅适中、至今仍有很高实用价值和指导意义的品种，以“中医药畅销书选粹”系列图书的形式重新统一修订、刊印。整套图书约100种，根据内容大致分为七个专辑：“入门进阶”主要是中医入门、启蒙进阶类基础读物；“医经索微”是对中医经典的体悟、阐释；“名医传薪”记录、传承名医大家宝贵的临证经验；“针推精华”精选针灸、推拿临床经验；“特技绝活”展现传统中医丰富多样的特色疗法；“方药存真”则是中药、方剂的精编和临床应用；“临证精华”汇集临床各科精妙之法。可以说基本涵盖了中医各主要学科领域，对于广大读者学习中医、认识中医和应用中医大有裨益。

今年是“十二五计划”的开局之年，我们将牢牢抓住机遇，迎接挑战，不断创新，不辱中医药出版人的使命，出版更多、更好的中医药图书，为弘扬、传播中医药文化知识作出更大的贡献。

中国中医药出版社

2011年12月

内容提要

全书分为总叙篇、心脑血管病防治篇、养生篇、肿瘤防治篇、杂病篇、教学研究篇6部分。是作者临床教学经验的总结，对后学颇多启迪。

前　言

余学医数十载，凡历始涉、探索、知谛、有得四阶段，于中医学习、从医救人、医药科研、培育后学诸方面渐获些许浅陋见解。兹将有关见解胪列成篇，以交流见教于同道。

学医者当首怀济世救人之心志，然步入医学殿堂前，常有茫然无所从之感。盖因祖国传统医学博大精深，医理隐奥幽微，诸疾千变万化，致使初习者往往无所措手。余经数十年经验与教训，以为熟读精研医学经典著作，是为学医之首要，譬犹构房筑室，无有顶梁宏柱、千瓦万砖，无以成昂然绚丽之殿宇。辨证、察脉、立法、处方者，不深谙医经宝典，岂可拟方流畅，药到病除？故不立苦读医典之志，定难成为良医。胸中不饱揣经论方药者，如同“斗不持械，渴而无水”，终难医人。

苦读经典，尚须苦思瞑求其中深奥学理。若食古不化，不为讲通交流，偏执一方一药，以候阴阳偏颇不一之人群、千般万种之证候、反掌变化之病情，则似盲者履步，蹒跚不定，怎能辨阴阳胜衰、疾之证候，以化裁组方，斟酌剂量，药到病瘳？故熟读经典，须融会胸臆，触类旁通，方能呼之即出，应用自如。

医为治病救人之大学问。其学所涉，旁及天文、地理、社会、人文、人类、人体、物理、化学诸学科。当代勃兴之交叉边缘新学，如生物医学工程、医学电子学、激光医学、超声医学、电子计算机医学应用及细胞分子学、遗传学、免疫学、器官移植等，今之为医者均须涉猎或掌握。为临证诊治、科学研究、培养后学，尚应养育新思维，举凡现代方法论之信息论、耗散结构、协同论、突变论等，均可藉以研究中医理论，如“证”之实质；经络、针灸、气功之本质，及其防病治病之作用。故真正良医需知识广博，学力精深。孤陋寡闻、不求进取者，断难成为当代良医。愚以为，医学非仅专门学科之定称，医家乃杂家大家也。

悬壶医林，治学研究，贵在积累。日常须向书堆里钻，在病床边磨，于实践中体验，从学理上推求。听读行思，兼行并施，且就点滴心得反复磨磋，于已得之上研讨新思路新方法，务求思之有新，行之有得，得之有果。如此日经月历，定会由涓涓细流，汇为河海。

从师受学，向谓习医必由之径。古人师承名家，今人求学高等学府，形成虽殊，目的无异。从师贵在敬重师长，吮其学识，行其医道，执其方药，观其疗效，铭记其得。然一人学短，众人学丰，从师一人，惟得一人之长；师承多人，方能集腋成裘。故今人从师，要在兼学。博采众访，吸其所擅，日久天长，蔚然自成一家。

古语云："知其要者，一言而终；不知其要，离散无穷。"学海浩瀚无涯，医籍汗牛充栋。欲知其要，当先攻古之经典，次读历代巨著，再览今之新学。医学繁衍变革时期之著述，如东汉张仲景之《伤寒杂病论》、金元四大家之论述及明清温热病学派吴又可、叶天士、薛生白等著作，尤需细读。如此则能登堂入室，方可在实践之中，发现蕴含在诸多典籍中之闪光论点、成功苗头、可供发掘之宝藏，进而扩充之，发扬之，定能探求出适新之方法，研究出新成果。

本篇行将付梓，谨向多年来为余指示医学门径之众多师长及同道致以崇高敬意。是篇成书经过，有烦一些同志及后学协助检索核对资料，一并统此致谢。囿于学识浅薄、实践短缺，文中欠当失误之处，谅必有在。斧正之赐，热望于来哲。

高尔鑫

1997 年 8 月 20 日

董 序

祖国医学历史悠久、源远流长。她是中国文明宝库中的一颗璀灿明珠，是世界医学园地里一株绚丽奇葩。

但是由于各种原因，人们对中医学这份宝贵遗产的研究、发掘、利用的并不充分：她的有关人体生理、病理的精辟论断和独特理论未能被现代科学加以解释；她的一些切实有效的诊治疾病的经验和手段未能在今人的临床实践中得到充分的运用和不断完善。因此当代医家的一个重要任务就是努力发掘中医的精华，切实用之于临床实践。

实际上，近年来不少中医界同仁都在这方面作过积极探索和潜心研究，高尔鑫同志即是其中的一位。最近尔鑫同志将他十余年来潜心研究和实践的成果——《医学新悟》奉献给医界同道。

这是作者的一本学术论文集，内收作者十余年来写就的30篇学术论文，内容包括临床、保健及中医教育三端。

“临床篇”无疑是作者最为着力之处。这些论文都是作者在医疗实践中有所发现有所创获之作。无论是在选题的新颖、立意的高度、论证的精细、组织的严谨，还是语言的表达上，都是值得高度肯定的。

我与尔鑫同志相识于80年代初期，他的机颖敏识、乐道敬业给我印象颇深。尔后，尔鑫同志因工作需要，走上领导岗位，虽工作繁杂，仍拨冗向学，不辍笔耕，殊为难得！

尔鑫同志斯著既成，索序于我。吾欣而允之，特缀数语于卷首，是为序。

董建华

1997年10月5日

张　序

祖国医学有着悠久的历史和优良的传统。她是我国劳动人民长期同疾病作斗争的经验结晶。她为中华民族的繁衍昌盛和人类的健康事业已经作出并将继续作出巨大贡献。

中华民族文化瑰宝之一的中医药学，在她形成之始及其发展之中，都始终不断地广泛吸纳当代文化和科学的精华，充实自己，发展自己，完善自己，使自己成为一门对中华民族惠泽过去、恩及现在、赐福未来的科学。

当今时代，是中华民族振兴和腾飞的时代。党和政府十分关怀和重视中医药学的继承和发扬工作，为中医药事业的发展提供了可靠的保障并创造了良好的环境。抓住机遇，努力奋斗，积极吸收当代科学成果，运用当代科学技术，全面继承和发扬中医药学术，使之为中华民族乃至全人类的健康，发挥出更大作用，这是时代赋予我们中医药工作者的历史责任。我们应当无愧于这个时代，担当起历史的重任。

我们欣喜地看到，近些年来中医药界不少专家学者在这方面进行了不懈的探索与可贵的尝试，所报告的成果和问世的专著也逐渐增多，高尔鑫同志即将出版的专著《医学新悟》即是其中的一种。

这本《医学新悟》是作者的一本学术论文集，所收近30篇论文，内容涉及临床、保健及中医教育。既有对中医理论的透视，又有对临床实践的微观剖析，既有对疑难杂症诊治的学术研究，又有对养生保健知识的普及介绍。可谓雅俗共赏，相得益彰。在这些或持论严谨，或流畅活泼的论文里，作者理性思维的深度、中医理论的素养、临床实践的功力得到了较为充分的体现。相信读者开卷以后，自当有所体会。

我相信，《医学新悟》的出版对中医理论的研究和临床实践的操作都将有一定的启发和借鉴意义，故特为序。

张文康

1997年10月2日

目 录

总叙篇

中医学的渊源、现状与未来

中医学有着悠久的历史和光荣的传统。在历史演进和时代更迭中，中医学渐次形成其独特的理论体系和操作系统。千百年来，它为中华民族的繁衍昌盛和人类的健康事业做出了巨大的贡献。为了更好地继承和弘扬中医学的特色与传统，促进其不断发展与完善，对中医学的渊源、现状与未来作一初步探讨与研究将是不无裨益的。

一、中医学的渊源

中医学是建立在古代朴素的自然观、方法论和科学观的基础上，并以古代自然哲学的阴阳、五行、精、气、神学说作为认识依据，结合长期实践经验，形成的独特理论体系。中国传统思想文化，是在中国自古以来分散的小农个体自给自足经济为主体的生产方式基础上滋长的，后被大一统封建社会结构所强化固定。它直接在民族心理意识上构筑了坚固的思想框架，使几千年的文化困囿在这个框架之中，从而决定了中国传统文化的封闭性。历史的剧烈变更没有使其裂化激变。世界五大古代文化系统唯有中国文化没有被毁灭，始终把握了自我调节。阴阳五行学说为中医学提供了抽象思维的出发点，奠定了最基本的理论原则，制作了最初的框架，并始终指导、控制着中医理论的发展。中医学体系中阴阳五行学说作为分析人的生理、病理以及进行辨证治疗的一种思维方法和哲学基础，强调人与自然的统一，这在一定程度上提示了事物之间相互联系的本质以及运动规律，对中医学发展起到巨大的推动作用。遗憾的是，它未能随社会的发展在更大程度和范围内，更高层次上揭示事物之间联系的特殊规律，造成了中医学思维过程中的封闭性、粗放性。即使金元四大家争鸣以及明清温病学说兴起，也仅可称为一定范围内的革新。总之，由于传统思想的困囿以及与自然科学的严重脱节致使中医学始终保持着其独特性和传统性，同时也造成了中医学的诸多局限性。

二、中医学的现状

中医学是以中国传统文化为背景的，它的发生、发展与特定的地理、历史等文化背景密切相关，其基本理论、方法都是中国传统文化在医学上的体现与缩影。中医学经过几千年的实践检验，并借鉴了中国古代哲学的理论、观点，明确了阴阳五行学说及其推理方法在中医学中的地位，几千年来经过不断地完善、整理，使之逐渐条理化、规律化、理论化，这是一种借鉴，也是一种融汇。阴阳五行学说之所以可以解释中医的生理、病理、立法、处方、用药，是因为上述精当的立论始终遵循了万事万物间的矛盾、消长、相生、相克的客观规律。如阴病及阳、五脏传变，实质上是“一病影响全身”的必然过程。中医学在历史的长河中，为人类保健事业作出了卓越贡献。由于中医临床的实用性、传统文化的固有性乃至近500年来我国的闭关自守政策的影响，决定了中医又是背着沉重的历史包袱到当今世界的；其关键在于中医学始终未能与现代科学技术进行有机地结合。因此，振兴中医意味着中医学将面临一场现代化革命；即用新的思维方式指导中医理论的研究，用现代化手段探讨中医出奇制胜的奥秘。中国传统理论表述的语言更新等，都绝不是对中医理论的取代，因为中医理论的精神实质绝不会因研究与表达方式的不同而改变，这只能使中医理论体系更趋于系统、完善，并增强与其他交叉边缘学科的亲和力。

中医学是尚须进一步发掘的肥沃处女地，它尚有许多切实有效的经验未能为现代科学所解释，如脏腑表里关系的实质，针灸、气功的奥秘。许多在生物医学模式中被忽视的中医观点与手段又得到新的重视，如五运六气、子午流注以及七情致病等学说。由于中医学拥有很多潜在发展优势，这决定了中医学必将在未来的医学的发展中，扮演一个重要角色。从医学发展的客观规律看，可以断言：未来医学必将建立在现代医学和传统医学的基石上。因此，为探索新医学的发展，用现代的多学科理论和方法去渗透、发展中医是必要的，这样中医将得以生存、发展，中医学这颗古老的东方明珠才能在未来医学体系中大放光彩。

为了认识中医学的全貌，有必要认识世界各民族传统医学的雷同与差异。各民族传统医学存在共同特征是必然的，传统医学即是人们在历史上得到的，经过选择地沿传到现在，它影响着未来医学体系。由于各个种族的差异，生态环境以及社会文化、历史背景的不同，历史上产生了各个不同理论体系的传统医学，称之为民族医学。尽管各个民族传统医学千差万别，但它们作为研究人体生理、病理以及防治疾病、保持健康为共同目的的医学理论体系，必然存在联系和共同特征。这是不以人们意志为转移的医学发展的客观规律。简单来说，东西方两种古医学都带有明显的哲学性质，无论是《黄帝内经》的作者，或者是罗马的盖仑，均强调要首先懂得哲学，即天地的道理。其认识方法都是以整体把握局部，如《黄帝内经》中的阴阳规律；希波克拉底“不认识整体，就无法认识局部”的论点；中国先哲提出可以化生万物的“五行学说”，恩培多克勒提出可以生成新事物的“四元素”等。以上阐述的规律，是古代东西两种医学的最高理论原则，并成为认识人体的基本方法。在具体认识中，《黄帝内经》、《难经》和《诸病源候论》都提出“心藏神”，亚里士多德和恩培多克勒认为，心脏主管思维、精神和智慧。诊病时，望诊和脉诊备受古代东西方医家重视。中医学的望诊，内容十分丰富，有望神、望舌、望色泽、望络脉等；在脉诊方面张仲景强调“平脉辨证”，王叔和所著《脉经》更是全面系统地论述脉诊的内容。希波克拉底也十分重视望诊，盖仑的脉诊法作为主要诊断方法。从古罗马一直沿用到整个中世纪。《黄帝内经》强调顺应自然以治病，希波克拉底强调促进自然办法治愈病人；华佗开医疗体操之先河，希波克拉底也提倡体育疗法；孙思邈强调食疗，希波克拉底的《论古代医学》将饮食疗法作为最重要问题之一。

各个民族医学之间的相互交流、融合也决定了它们之间必然存在着共同特征；阿拉伯人建成萨拉森帝国后，吸收了希腊、拜占庭、中亚各民族以及中国唐代文化，创造了兴盛的阿拉伯文化。阿拉伯医学也可以说是博采众家之长，也说明了它与上述各民族传统医学之间必然存在着共同特征。

世界传统医学主要发源于中国、古印度、古巴比伦、古埃及这些古文明的中心。上述古医学除中医学外，均在人类社会不断演变、发展中，渐渐地衰落甚至消亡。古印度吠陀时期（公元前2000~公元1000年）即出现了健康医疗和生命学的《阿轮吠陀》，且有一段中兴时期，后因外族入侵，印度文化遭受破坏，医学著作不断废毁，到18世纪英国入侵印度，印度医学则被先进的西方医学所取代。古巴比伦很早就用占星术来推断人体的生理和病理，治疗上使用植物、动物、矿物药百余种，后来被亚述、马其顿王朝所灭，其医学也随之消亡。埃及人很早就注意到尼罗河的泛滥现象，很自然地把对气象与河流的观察结果与人体现象联系起来；埃及人纸草文中记述了有关心脏及血行，提到“血管系统”始于心脏而通于全身，古埃及后被马其顿王朝所灭，其医学也被希腊医学所取代。

如何理解中医学与西方医学差异的缘由呢？恩格斯认为：只有奴隶制才使农业、工业更大规模分工成为可能，并且因而才造成了古代世界文化——希腊文化繁荣条件。如果没有奴隶制所奠定的基础，也就不会有近代的欧洲。罗马帝国至公元475年以后才进入封建社会，他们孕育了丰富的科学思想。从历史演变的角度看，西方传统思想文化极不稳定，表现在医学上，即可见从古代的亚述医学、埃及医学被希腊医学所取代，发展成为罗马医学、阿拉伯医学，至文艺复兴而成为近代医学、现代医学。中国封建社会持续时间长达两千多年之久，中国几乎是唯一拥有连续性的著述传统的国家，中国封建社会王朝更替，但其传统文化思想根本未变，医学也是以一个模式延续下来，不断发展、完善，直至近代以前的千余年中，一直稳缓前进，居于世界前列。李约瑟从另一角度分析认为：“中国官僚封建制比欧洲封建制或希腊奴隶制要好，中国没有像欧洲封建制那样漫长的黑暗时代。”这也是中医学在古代领先的重要原因。而中医学之所以近代没能像西方医学那样迅猛发展，其根本原因就是其传统文化背景未变，自然科学未能迅猛发展。就中医学而言，古典医学理论起源早，内容丰富，临床实用性强，为其优势；但其持续性、不可变性促成了它的固有性，致使中医学难以与先进的自然科学相渗透，从而发展呈滞后性，所以说近代中医既独具特色，又远离现代医学的发展，这是历史的必然。

传统医学与现代科学技术成果结合是产生现代医学的直接因素。中世纪末叶，欧洲封建社会加速崩溃，落后的科学文化已不能适应生产发展的需要，反对宗教的束缚，提倡科学实验，“人文主义”文化兴起，文化科学呈现一片空前繁荣景象，近代自然科学就是从这一革命中产生并发展起来的。哥白尼发表《天体运行论》，布鲁诺指出宇宙空间无限，伽利略创落体运动实验和显微镜，从此产生了实验科学，医学革新运动也从此兴起，医学解剖学、生理学得到迅猛发展，尤其是19世纪中叶自然科学的“三大发现”，更促进了西方传统医学的日新月异。医学发展到本世纪时，基本形成了比较完整的现代医学体系。现代医学正向着微观化、多元化、系统化方向发展，例如冠心病的研究包括，宏观症状、体征，微观病理变化、遗传因素、环境因素、心理因素、时间与季节因素。现代医学不仅涉及各类自然科学，还步入社会科学范畴。

三、中医学的未来

中医学理论的独特性、临床的显效性使我们有足够的信心展望其未来的前景。我们坚信，中医学将对未来医学作出贡献，这是由中医学以下特色和功能所决定的。

（一）中医的整体观

中医学认为在形态结构、生理功能以及病理机制上，人体各个脏腑器官都是互相联系、影响的；经络不仅对联络人体周身组织器官起了纽带作用，同时又是输送营养、传递信息的通道。疾病是人体脏腑组织失调、内外环境不协调所致；自然环境、社会环境均可致病，如六淫致病，七情内伤等。施治也必须从整体联系中把握局部病变。这种把整体与横向研究人体生命与疾病的观点结合在一起，形成的生物与自然环境、社会心理的横轴，恰恰补充了“生物医学模式”的不足，表明中医整体观与横向研究人体的理论将融入新的医学模式里，为未来医学发展提供了一个良好开端。

（二）七情致病学说

中医认为不同情志变化对内脏有不同的影响，从而提出七情内伤的观点，与现代生理学研究表明的人类第二信号系统的心理活动功能引起机体的内部变化有直接关系。如情绪悲观会影响内分泌的变化，说明病人的心理活动过程有能主动地改造生理过程的作用。事实证明许多心理性疾病现代医学治疗不理想，而中医却能通过疏肝解郁等治法而使病症消除。这是克服生物医学模式机械唯物观的范例。

（三）气功、太极拳养生防病

《灵枢·本脏》云：“久视伤血，久卧伤气，久坐伤肉，久站伤骨。”提示有规律地进行体力活动是保持健康的重要措施。太极拳、气功健身在养生、防病方面是有效的。气功研究表明，长期练功者其基础代谢率比对照者低6%左右，呼吸频率及心率减少，5－羟色胺代谢水平高于一般人2倍以上，而儿茶酚胺水平仅为一般人的60%；故对防治高血压病、冠心病等皆有作用。

（四）对边缘学科建立提供资料与经验

1. 医学生物钟理论

《黄帝内经》很早就发现人类的某些生理功能活动以及疾病的发生、发展、痊愈、死亡等都随时间的推移，呈现出有规律的改变。现代医学研究也表明这一论点，如肺心病、冠心病、高血压病、脑溢血等疾病均以冬季为多。中医子午流注把人体内的气血周流比做潮水一样，表现出周期性的盛衰开合，这一发现说明人体内部存在着“近似昼夜节奏”的重要生理现象。如有人根据子午流注研究发现肾小球滤过率和肾血流量都在17时30分出现最高值，因此，子午流注学说的研究将为未来的生物钟理论提供重要资料。

2. 地理医学

中医认为区域不同，水土性质、气候类型有别，生活习惯、体质特点等不同，往往使人易患某些地方病。现代医学表明，地方性甲状腺肿多缺碘，克山病多缺硒。可见中医地理学思想将为地理医学研究提供宝贵资料。

3. 气象医学

中医学的运气学说以及六淫学说为气象医学研究提供了大量经验。它的最根本点就是用五行运行和六气气化相结合来解释天体运行对气候以及人体的影响，并通过五行运行的太过与不足，引起六气的失衡来解释致病的六淫。

（五）当前医学中五大难点有望在中医学中找到突破口。

1. 中草药治疗肿瘤、病毒疾病

研究表明，许多中草药对肿瘤、病毒均有较强的防治作用，如防己、蛇毒、王不留行、番木鳖及冬虫夏草等对癌细胞的杀伤作用已被证实，而金樱子、南蛇藤、马勃等均有广谱的抗病毒作用。

2. 活血化瘀药物防治心脑血管性疾病

研究表明：大量活血祛瘀中草药如丹参、川芎、红花、桃仁、益母草、当归等有明显的阻止动脉硬化作用，具降低血液粘度，降低血脂，改善微循环等多方面的功效，可广泛应用于冠心病、脑血栓、血栓闭塞性脉管炎、糖尿病等疾患。

3. 中草药治疗自身免疫、自身感染性疾病

针对自身感染性疾病，目前发现许多中草药如黄芪、人参、刺五加、菟丝子等均有增强体液免疫作用。资料还显示：

补气温阳、活血化瘀、清热解毒类药物大多具有增强巨噬细胞功能的作用。针对自身免疫性疾病，研究已证实大量中草药能抑制抗体的生成，并能有效地抑制细胞免疫功能，如当归、桃仁、白花蛇舌草、六月雪等。

（六）中药单复方研究价值

对于中草药单复方的研究已成又一个热点，它无疑是十分有效的。如现已了解到补益药有改善物质代谢，改善骨髓功能，增强内分泌等体液调节能力，加强中枢神经系统的活动，调整机体免疫功能，提高对不利因素的防护作用。在复方研究方面，研究显示有的复方有效，但其组成的各单味中药无效；有的中药配伍能相辅相成，提高疗效；有的药物相配，相反相成，调其偏胜，制其毒性，缓和或消除不良反应；有的中药配合，相互制约，作用降低或消失，甚至增加毒副反应。以上研究将为未来药物学提供大量资料。

当前中医面临着两大严峻的挑战，一方面是中医学如何能与日新月异的现代科技相适应，另一方面是当代中国文化的挑战。当代中国文化包含三部分内容：欧美文化、欧苏马列主义文化以及中国传统文化。这三种文化经过相当长时间的激烈斗争、排斥、吸收与改造，最后整合成为新的当代中国文化。上述挑战决定中医学必须要现代化，否则就有丢失宝贵财富的危机，就存在着消亡的危险，这对未来医学也是很不利的，这不是危言耸听。

近百年来关于中医学发展正确道路的问题，一直进行着中医发展该走什么道路的讨论。简单说来有五种代表性的意见：①中西汇通论，学术观点主要是中医自发地、主动地吸收西医学的内容，试图发展、充实自身。②中医科学化论，主张以西医理论来解释验证中医，凡符合者属科学，否则为不科学。③改进中医论，主张以中医学术为主体，借鉴西方医学。④中西医结合论，主张以西医理论解释中医或以中医理论附会西医，创建中西结合的新理论，开创了以西医技术手段帮助诊断疾病，中医或中西医结合治疗的理论和方法。③特色论和优势论，20 世纪 70 年代末提出的中国特色说在中医界也产生了很大的反响。中医特色论主张用最新的科学技术研究中医理论，从而形成中医特色的医学体系；特色论偏重于回顾性比较，强调中西医理论上的差异。优势论是特色论的发展，更强调中医的优势而使中医学术得到相应的发展。⑥多学科研究论，认为中医理论体系十分广泛和复杂，需要以各种现代科学文化去研究、探索。包括人体科学、生物学、电磁学、植物学、心理学、伦理学、环境学、哲学、系统科学、天文学、气象学、控制论等。

现代医学与传统医学并存是必然的，也是可贵的。传统医学将世代延续下去，并为现代医学的发展提供新鲜血液。传统中医学以其历史悠久、理论独特和经验宏达著称于世。它是中国古代灿烂文化最精粹之部分。当中国古代科技遗产，一件件被淹没在现代科学技术的汪洋大海中时，中医学依然存在，而且将与现代医学在今后相当长的一段时间内共同存在；中医学在现代化的进程中，不但使自身得到大幅度发展，同时也为现代医学发展提供了新鲜血液。如以中医活血化瘀法治疗宫外孕、硬皮病、冠状动脉粥样硬化性心脏病等均取得了显著的疗效。同时，现代医学的研究，对中医现代化进程也起着强大的促进作用；中医学通过吸收现代医学的科学理论，如解剖学、生理学、病理学、微生物学、细胞生物学、药理学以及临床各种治疗方法和手段等，为进一步揭示中医学的科学理论奠定了基础。中医“血瘀证”的本质研究已形成了初步的科学概念，此属中医现代化的范例。

具体地说，中医作为传统独特的医疗体系将会产生一场重要革命。首先要在中医学中进行一场语言革命，用更科学的语言去描述中医学理论，将是中医学发展的必然趋势，它将解决传统中医学体系与当代科学文化相背离的矛盾；其次是对中医学进行多学科的现代科学文化的渗透，这样才能使中医学现代化部分脱颖而出。如现代中医学对血瘀症的认识即有：血液循环障碍说、血栓形成说、组织增生变性说、动脉斑块形成说等。以上理论均标志着中医学现代部分的产生。在中医现代化的同时，广泛的民间医疗实践也源源不断地充实、丰富着传统中医学的宝库。如20世纪70年代初的《全国中草药汇编》收载了中草药4000余种，20世纪80年代初的《中药大辞典》收载中草药5000种左右，两倍于李时珍《本草纲目》所收的品种数量，其数量和对其功用的重新认识尚在不断增长之中。因此，传统中医宝库的不断丰富，不仅为中医现代化理论的产生提供源泉，而且为现代医学的发展提供了大量资料，同样对建立在现代医学和中医现代化理论基础上的未来医学的形成也是极其有利的。

医学的延续性、发展性以及二者之间关系。中医学在世界医学中最明显的特征就是它的延续性，即指中医学理论绵延不断地流传下来。这里采用“延续性”一词，系指延续不绝的特性，但不能忽略中医学本身也有发展进化的一面，过分强调中医学延续性与发展性的矛盾对立，一方面必然使中医学变得墨守成规，拘泥师承，进而趋于门户之争，逐渐形成强大的凝固力量，这种闭锁性导致了整个中医学的发展过于缓慢状态。另一方面，可能导致对传统中医学的全盘否定，造成宝贵遗产的丢失，对未来医学的形成也是不利的。传统医学总是在不同的时代，根据不同时代的科学、文化状态而促成新的医学理论；在这种类似新陈代谢的过程中，一方面历代广泛的医疗实践无时无刻不在丰富着传统医学的宝库；另一方面在继承传统医学的基础上，不断地融合当代的科技、文化以超越创进，形成现代化部分的新理论。总之，中医学的延续性是借发展性来达到其延伸的目的，没有发展性就没有延续性，发展也是在延续性基础上的创新，二者是对立的统一。如张仲景著《伤寒杂病论》就充实和发展了《黄帝内经》的热病学说；金元时期的学术争鸣，又突破了《黄帝内经》、《伤寒论》的理论体系，形成了寒凉、泻下、补土、滋阴四大学术流派；明清时期在原有理论基础上进一步突破、创新，从而形成温病学说。以上均说明了传统中医学延续性与发展性的辩证关系。

医学发展与其他科技发展的同步性。医学要创新、发展就必须以多学科的先进科学技术去研究它、发展它，因此，医学的发展将是与其他科技的发展同步进行。纵观医学发展史、新的科学技术的发明和应用，往往给医学的发展带来重大的突破。就《黄帝内经》而言，它就吸收了当时的古代哲学思想、古天文学、气象学、物候学、历法学、地理学等。这就决定了中医理论体系的广泛性和复杂性。现代医学更是与现代科学成就保持了密切的联系，如人体科学、时间生物学、电磁学、液体流变学、药用植物学、心理学、心身医学、环境医学、哲学、系统论、控制论、信息论、天文学、气象学等。事实证明，无论是中医学的发展，还是现代医学的发展，都必须与现代的多学科研究保持同步，这样才能使医学以最快的速度发展，并逐步形成未来新医学。

未来医学的综合性与分界性同步。相对 21 世纪的今天来说，未来医学是建立在现代、传统医学和最新科学技术成果的基础上。在未来的世纪中，依然存在着“传统医学”，未来的“传统医学”包括历史上的传统医学和未来的民间、民族医学，它依然是经验的积累。所谓未来医学的综合性就是未来的现代医学与民间、民族以及传统医学的并存、互相协同，以及相互影响的关系。一方面，民间、民族、传统医学将不断地为未来的现代医学提供营养；另一方面，未来的现代医学也将不断地促进民间、民族以及传统医学向着现代理论发展。未来医学的分界性就是指未来的现代医学与民间、民族、传统医学在医学模式、理论体系、诊疗方法和手段等方面将存在着彼此间的差异，从而形成了它们之间的分界性。可见未来医学的综合性与分界性是矛盾对立的统一，它们将随着未来医学而同步发展。

心脑血管病防治篇

心脏疾病中医辨治的理论与思路探析

心脏疾病包括心功能不全、心律失常、心脏传导失常、心肌病、冠心病、风湿性心脏病、高血压性心脏病、肺源性心脏病等，是常见病、多发病，并有较高的病死率，为医学界积极防治和研究的重点疾病。随着科学技术的进步，现代医学诊治心脏疾病的手段和方法日益增多，但在治疗方面尚有不足之处，中医药治疗仍然有很多独到之处和优势，值得深入研究。笔者结合自己临床实践和文献报道，就中医辨治心脏疾病的理论和思路探析如下，以与同道共商。

一、辨治理论

心脏疾病属中医胸痹、心悸、痰饮、水肿等范畴。对此，中医很早就有认识和阐述。《灵枢·厥论》曰："真心痛，手足青至节，心痛甚，旦发夕死，夕发旦死。"《素问·至真要大论》言："心憺憺大动"，指出了心脏疾病的一些症状。张仲景则理论联系实际，创立了心脏疾病的辨证论治。如《金匮要略·胸痹心痛短气病》篇曰："胸痹不得卧，心痛彻背者，瓜蒌薤白半夏汤主之。"《伤寒论》谓："伤寒，脉结代，心动悸，炙甘草汤主之。"后世医家认识则更为深入，辨治理论丰富多样，显示了中医治疗心脏疾病的优越性。

1. 通则不痛

气血贵乎流行通畅，升降有序，一旦各种因素导致阻滞，不通则痛，如冠心病心绞痛、心肌梗死等。中医常用活血化瘀、行气导滞、化痰通痹等方法，畅其气血，通则不痛。临床使用活血化瘀药物比较普遍，如丹参、赤芍、川芎、红花、桃仁、五灵脂等。然笔者认为"气行则血行"，故在活血化瘀的基础上，应加入足够的行气、破气药，如沉香、乌药、佛手、青皮、香附、苏木、丁香、白檀香、玫瑰花、绿萼梅等，这样可明显提高疗效。至于因痰浊瘀阻而至胸痹，则宜用瓜蒌、薤白、半夏等药，以化痰通痹。

2. 养血益心

血为心所主，然心本身必须得到血之濡养才能司其所主。心血不足不仅周身得不到营养，同样也造成血不养心。如心脏自养血管病变或功能障碍导致的冠心病、心律失常、传导阻滞等，即属此列。因此，临床治疗除消除直接因素外，还当投以大剂量养血之品，如制首乌、当归、白芍、熟地、鸡血藤、阿胶等，养血即是养心。

3. 水火既济

心属火，肾属水。心火应下降于肾，肾水须上济于心，这样才能心肾相交，功能正常，否则就会出现水火失济的表现。因此，对慢性心力衰竭、心肌劳损、心源性哮喘、心肌梗死恢复期等病症，常在治心的同时，予以治肾，以达水火既济之目的。治肾的药物有山萸肉、菟丝子、桑椹子、补骨脂、金樱子、覆盆子、女贞子、巴戟天、肉苁蓉、淫羊藿、鹿角胶、龟板胶等，方剂多以左归饮、右归饮为主。

4. 和营畅血

营气是血液的重要组成部分，为血中之气，营与血可分不可离，常“营血”并称。《灵枢·邪客》云：“营气者，泌其津液，注之于脉，化以为血，以荣四末，内注五脏六腑……”因此，营气和调则血脉通畅，心有所主。而心肌炎、心肌缺血、心律失常等病证常有营血失和之征，如心悸怔忡、自汗出、多梦惊恐等，采用和营治法每能获效。临床多以甘麦大枣汤、桂枝汤、炙甘草汤等投治。

5. 益气化瘀

气行则血行，气滞则血瘀，然气虚也能致瘀。《读医随笔》曰：“气虚不足以推血，则血必有瘀。”据此，一些医家提出益气化瘀法。近年来这种治法又被用于治疗心脏疾病，如心功能不全等，并取得显著疗效，说明益气确实可以祛瘀强心。常用的药物有人参、太子参、党参、黄芪、甘草等，方剂有独参汤（包括人参制剂）、生脉散等。

以上这些辨治理论在临床应用时，可派生出很多治法，使中医治疗心脏疾病的方法灵活多样，不拘一格。

二、辨治思路

随着中医学的发展，中医辨治疾病的思路已不局限于传统的方式，在辨治心脏疾病方面也不例外，现将目前常见的几种辨治方式概述如下。

1. 辨证论治

即依据心脏疾病表现的主要证候，进行辨证分型，制定相应治则，然后组方治疗。如刘德恒将冠心病心绞痛分为心气虚、心阳虚、心阴虚、肾气虚、脾阳虚、肝肾阴虚、气阴两虚七型，分别用养心汤、参附汤、天王补心丹、肾气丸、理中汤、左归饮和生脉散加减治疗。此为中医传统治疗方法，可撇开西医“病”的约束，根据医者的辨证，处方灵活多变，疗效也较满意。然而其辨证的准确性与医者临床经验关系很大，且用药的随意性也较大，疗效难以统计、总结，尤其在心脏疾病症状处于隐匿情况下，则易导致误诊、漏诊。如变异性心绞痛出现脘部嘈杂、胸闷、肝胆和背部疼痛时，往往误为胃、肝、胆疾患，这样治疗效果必然不佳。

2. 主方加减

即对某一心脏疾病固定一主方（亦叫基本方），然后根据患者具体的中医证型，在主方的基础上予以加减。如丛法滋用活血养心汤治疗冠心病 300 例，气虚血瘀型仅用基本方；阴虚阳亢型加首乌、玄参、桑寄生、石决明、钩藤、菊花；气虚痰阻型加炒白术、淫羊藿、桂枝、半夏、橘红等；心肾阳虚加人参、附子、桂枝、白术、淫羊藿、车前子、茯苓，结果总有效率达 97%。又如刘有泉用黄芪桂枝汤治疗病态窦房结综合征，心肾阳虚加炮附子、麻黄、细辛；瘀血痹阻加血竭、三七；痰浊中阻加全瓜蒌、半夏、沉香，结果总有效率为 77.1%。该方法组方稳中有变，临床疗效便于观察、总结，基本方中可选入一些疗效确切的药物，使之既有较强的针对性，又不失中医辨证特色，因此临床应用十分广泛。

3. 专病专方

即一病（证）一方，临床应用一般不作加减。如周云霄用三参稳律汤治疗早搏 104 例，总有效率为 82.7%，明显高于西药对照组（33.3%）。又如邵桂珍等用薯蓣丸治疗心功能减退 76 例，取得良好的效果。这种专方大多为自拟方，除参考中医组方的一些基本原则外，并吸取大量中药药理研究成果。这些药物的应用似乎与中医辨证无关，甚至有相悖之处，如不加辨证地在方中使用苦参抗心律失常，葛根治疗心绞痛、心肌梗死等。然而由于是针对某病（证）组方，用药目的较明确，故临床疗效也十分明显，目前临床治疗心脏疾病的中成药多源于此。

4. 单味药物治疗

即用单味药（包括用其有效成分）治疗心脏疾病或某一症状。如雷德培用黄杨（黄杨宁片）治疗心律失常 43 例次，总有效率为 60%；唐秀民等用川芎（川芎嗪）治疗重症肺心病，结果治愈 4 例，缓解好转 10 例，死亡 3 例；赵熙灼等用人参芦（人参芦皂苷）治疗冠心病 294 例，心绞痛总有效率为 44.6%，心律失常总有效率 61.4%，心电图好转率为 37.4%。这种方法对症性很强，多根据某药药理研究成果而应用于心脏疾病的治疗，临床疗效明显，说服力也较强。然由于单味药多是提取其某一有效成分制成制剂应用，与西药对症用药已无多大区别，似乎无中医特色了。

以上这些辨治方式各有特色，各有不足，临床应用时应根据各种心脏疾病的特点，选择或联合使用，使之既采纳现代科研成果，又具有中医特色。

总之，中医辨治心脏疾病的优势是很明显的。笔者认为，在坚持中医特色的基础上，重视采用现代医学检查、监测技术，辨证辨病相结合，大胆应用中药药理研究成果，才能使中医辨治心脏疾病优势充分发挥出来。

中西医结合治疗冠心病的初步探讨

随着现代医学科学的不断进步，临床诊断、治疗水平的不断提高，人类对冠状动脉硬化性心脏病（以下简称冠心病）的认识逐渐加深，同时为数不少的重点疾病在预防、治疗方面得到了一定的成就。冠心病已作为发病率、病死率较高，危害程度深的重点疾病列入了医学科学的重点研究内容。

国外文献报告道，美国成年人中15%～20%有高血压，5%肯定或疑有冠心病。国内研究证实冠心病在中国已有较长历史，近来的调查指出冠心病的发病率、病死率也有显著的增高，在死亡的各种病因中，已占有相当的重要地位，对人民健康和生命威胁很大，因此防治冠心病已成为临床方面的重点工作。根据“古为今用，洋为中用”的方针，我们采用中西医结合的方法，对冠心病的病因、病理、诊断和治疗作了一些初步的探讨。实践说明使用中西医结合的方法治疗冠心病的一些主要症状取得了一定的成绩，发现了一些苗头，这里就个人的点滴体会综述于后。由于理论学习不够，临床实践缺乏，难免存在缺点和错误，请提出宝贵意见，以便重印，再版时纠正(改正)。

一、冠心病的生理病理

冠心病较多发生在中老年人身上，患者有明显的心肌供血不全、心绞痛或心肌梗死症状，而无主动脉瓣病变、主动脉炎及主动脉栓塞存在，同时心电图提示有明显心肌缺血表现，心脏扩大、心力衰竭，或严重心律失常而无明显高血压或其他病因者，均可拟诊为冠心病。冠心病在中医学的典籍中是没有记载的，但就冠心病的主要症状，早已列入各个单一的疾病加以辨证施治，《金匮要略》有“胸痹心痛短气篇”，《伤寒论》有“脉结代、心动悸”及其治法，很多著述中以“胸痹”、

“真心痛”、“瘀血心痛”、“厥心痛”加以论述，这些疾病中的主要症状即今天我们所认识到的心绞痛、心肌梗死。

西医认为冠状动脉粥样硬化的基本病变是冠状动脉内一些隆起的灰色珠状内膜病变，这种病变影响血液循环，降低心肌的血流供应，使心肌缺氧而产生疼痛以及其他一些临床症状。中医理论认为，心脏的正常生理功能是依靠气血的濡养和鼓动来完成的，心、脾、肾和气血之间有密切的联系。当人体内部产生了阴阳失衡，出现了肾水亏耗，脾失健运的情况时，就会出现气血亏损，痰浊内生，脉络阻滞的病理改变，临床上就会出现血不养心、气滞血瘀、心阳受阻的疾病现象。“人四十岁而阳气已半，六十岁心气始衰”，指出了冠心病与年龄的密切关系。此中，特别强调了“不通则痛”的科学道理。这些理论和现代医学对冠心病的病因、病理认识，存在着通同之处。是值得重视和进一步研究的。

鉴于中西医在病因、病理方面存在着共同的认识，在治疗方面也必然存在着共同点，西医强调的调节血脂代谢、扩张冠脉、改善冠状循环、改变冠状动脉的阻塞情况和中医从整体出发，从脏腑入手，使用行气活血、破瘀的方法改变血不养心、气滞血瘀、心阳受阻的情况，都是从“不通则痛”改为“通则不痛”这一基本观点着手的。

冠状动脉粥样硬化使冠脉管腔逐渐狭窄，直至最后阻碍血液流入组织，或因血栓形成导致闭塞的情况即是中医学提出的气血亏损，痰浊内生，脉络阻滞的情况，符合中医学“不通则痛”的致病原理。这样的病理改变在临床上即要出现一派心气内郁，血瘀气阻，机能异常亢进或低下的临床症状。由于病理改变的程度不同，临床表现也有差别。综合冠心病临床的各种表现，大致可以分为以下几个主要证候群。

1. 冠脉供血不足的情况

相当于中医学指出的血不养心，临床主要表现：①心前区不适、灼热、憋闷、麻木、嘈杂感及非典型性的胸痛；②心律紊乱出现各种异常心律，如心动过速、心动过缓、各种早搏、逸搏、异位节律，在脉象上可以出现结、代、促的现象。

2. 心肌明显缺血缺氧相当于中医学指出的气滞血瘀所致典型的心绞痛情况。

3. 心肌持久与严重的缺血

能引起部分心肌梗死，往往伴有心区剧痛甚至休克的临床症状，称为心肌梗死，这相当于中医学阴阳离绝的危候。

临床上按照“不通则痛”的致病原理，参合具体的证候表现，本着“急则治其标，缓则治其本”的法则，去分别进行治疗。

二、冠心病的中西医结合治疗

以上的粗浅认识，告诉我们中西医关于冠心病的发病原理和治疗原则存在着共同之处，都能抓住临床的主要表现进行治疗。以上述理论作为临床的基础，近年来我们接收治疗了一些病例，对冠心病的不同阶段的症状进行了分证治疗的尝试，尝到了甜头，发现了苗头，坚定了我们用中西医结合的方法治疗冠心病的信心。现将临床中西医结合治疗冠心病主要症状的概况做以下介绍：

（一）中药“祛脂汤”对高脂血症的治疗

由于机体脂肪代谢的障碍，促使血中低密度、极低密度的脂蛋白含量增高，形成高脂血症，加以致粥样硬化的组织和血浆介质（血小板、激素、前列腺素、肾素、儿茶酚胺、血清素、组织胺、缓激肽、弹性蛋白酶、蛋白酶类等）的功能紊乱，动脉壁损伤、血栓形成，即出现冠状动脉硬化的临床表现。因此高血脂是冠脉硬化的主要物质基础，为了缓解、终止动脉硬化的病变，使用中西医结合的方法治疗高脂血症，是临床的一大重要任务。临床上除使用一般调节脂肪代谢、祛除血脂的西药外，我们使用中药祛脂汤对 13 例高脂血症进行了临床治疗和疗效的观察，取得了一定的疗效，现将治疗概况小结于后。

病例选择：13例病员中7例系心电图、生化检查确定，心肌有不同程度的缺血情况并伴有高脂血症者；5例心电图尚未提示冠脉缺血，但血脂检查偏高，1例疑诊肝脏脂肪变、生化检查高脂血症。

方剂组成和疗程：

茵陈30g　山楂30g　银花18g　丹参30g　虎杖18g　首乌18g　龙须草18g　茶树根30g　广郁金12g

每日1剂，30剂为1疗程。

治疗标准：服药前先检查胆固醇、β-脂蛋白，经服药1疗程后再行检查以上两项，凡数值降至正常值以下者为显效，数值下降为原来数值的30%以上者为有效；数值不见下降者为无效。

观察结果：13例中有5例下降到正常数值以下；7例血脂下降指数至原来值的30%以上；1例为肝脏脂肪变病员，血脂不见下降。显效率占39%，总有效率占92%，无效率占8%。

典型病例：

周光，男，63岁，退休红军，门诊号：23961。

患者有高血压、心间憋闷疼痛史。心电图检查：不完全性右束支传导阻滞，S-T段下降0.05mV以上，提示心肌供血不足。生化检查：胆固醇450mg%，β-脂蛋白750mg%，拟诊冠心病高血脂症。经祛脂汤1疗程治疗后，复查结果胆固醇为265mg%，β-脂蛋白360mg%，数值为正常范围，同时临床症状有明显改善。

化验由中国人民解放军南京军区总院第“八六”医院检查、复查。

芦肇福，男，43岁，芜湖地区交通局干部，门诊号22347

患者有高血压、胸部憋闷、心悸及夜间心绞痛发作史。心电图检查：心律失常，频繁室性早搏，S-T段下降0.05mV以上，T波倒置，提示陈旧性前壁心肌梗死伴冠脉供血不足。生化检查：胆固醇410mg%，β-脂蛋白650mg%，拟诊冠心病陈旧性前壁心肌梗死，心律失常，高血脂症。经祛脂汤1疗程治疗后，复查胆固醇 250mg%，β-蛋白 330mg%，至正常范围，同时临床症状有明显好转。

化验由芜湖市第一人民医院检查并复查。

讨论：祛脂汤方义为：理气健脾，行血逐瘀解郁。中医学认为，通过健脾消食增强肌体的抗病能力，而行血逐瘀解郁又可以荡涤陈腐，化瘀生新，从而使机体恢复原有功能，此一疗法在治疗高血脂症中取得了较好的疗效。

祛脂汤中使用的各种草药，均含大量植物固醇，有明显抑制胆固醇吸收作用，对β-脂蛋白可能存在同样拮抗作用，同时此方还具明显的利胆、增加肝血流量的作用；而肝脏是合成、氧化及排泄胆固醇的重要器官，增加胆汁的排泄，加强肝脏对脂肪的代谢机能可能是它们达到降低血脂目的的主要途径。

一例肝脂肪变患者，血脂未见下降，可考虑为肝脏大量肝细胞脂肪变性，失去对胆固醇的代谢、排泄作用所造成。

（二）中药“宁心汤”对心律紊乱的治疗

冠心病患者出现心律紊乱一般表现出的异位节律、各种早搏，如果是在心肌梗死发生之后的室性快速心率和早搏，其临床意义就更加重要了。因此调整冠心病患者的心律，使其各种失常之心律恢复正常是预防冠心病恶化和猝死的关键。中西医在这方面曾做过大量探讨，取得一定成绩，我们在停服各种西药的条件下使用“宁心汤”对冠心病或高度可疑冠心病患者的心律失常进行了治疗，取得了较明显的效果，现小结于后。

病例选择：11 例病员中，8 例系心电图、生化检查确认明显的心律紊乱，并伴有冠脉缺血情况者（此中包括室上性、室性心动过速症，频繁房性或室性早搏、异位节律的出现，阵发性心动过缓及速－缓综合征患者），3 例诊断尚难肯定之心律紊乱者（此中以频繁室早为主）。治疗中要求患者注意休息，避免重体力活动，停服其他各种药物。

方剂组成及疗程：

牡蛎30g　丹参30g　地龙30g　炒酸枣仁30g（心动过缓或传导阻滞者忌用）炙甘草9g　大麦冬12g　浮小麦30g　红枣10枚　柏子仁12g　首乌藤30g

上方每日1剂，两煎，每5剂复查心电图1次，30剂为1疗程。

治疗标准：心律失常患者在第一疗程中复查心电图，提示心律恢复正常者为显效；在第一疗程中心律失常现象有明显好转，但未完全恢复正常或在第一个疗程内心律开始恢复正常而有复发情况者为有效；服药2疗程，心律失常仍未见好转者为无效。

观察结果：11例心律紊乱患者于服药第一疗程中心律恢复正常者6例，服药期最短者为5天，于第一疗程中心律失常有明显好转者4例，于第一疗程心律开始恢复正常而因停药又复发者1例，显效率占54.5%，总有效率100%。

典型病例：

曾德华，男，30岁，芜湖市电机厂工人，门诊号：36834。

患者曾有风湿病史数年，继感胸闷、心悸、心前区隐痛，听诊心尖部和主动脉瓣副区可闻及Ⅱ、Ⅲ级收缩期杂音，不放射。于1975年9月23日作心电图检查：心律见异位节律，心房率500次/分，心室率138次/分快速房颤，室性早搏呈插入性，T波倒置，提示心肌缺血。拟诊：冠心病冠脉供血不足心律失常。经服用宁心汤21剂后于1975年10月18日复查心电图，心律转为窦性心律，心电图正常（心电图由芜湖中医学校检查并复查）。随访3个月未见复发。

李秀华，女，47岁，芜湖地区交通局家属，门诊号：22347。

患者有高血压史，血压在（25.3～20）/（14.7～12）kPa之间，胸闷心慌，自汗、乏力，心前区明显疼痛，各听诊区未闻及明显杂音。于1974年6月11日作心电图检查：窦性心律，心率112次/分，频繁室性早搏，S-T段轻度改变。拟诊冠心病心律失常。经服用宁心汤30剂后于1974年7月11

日复查心电图，心律恢复正常，停药3月，随访得知因劳累过度复发后往他院治疗。（心电图由芜湖第一人民医院、弋矶山医院检查、复查）

杨德喜，男，46岁，芜湖搬运公司工人，门诊号：36834。

患者有胸部闷胀、心悸、心区疼痛史。于1975年9月9日作心电图检查：窦性心律不齐，频繁结性早搏，室性早搏。拟诊冠心病待查，心律失常。服用宁心汤5剂后复查心电图，心律迅速恢复正常，心电图报告各异常现象消失转正常心电图，但因缺乏酸枣仁而停药10日后患者因心前区不适感要求作心电图检查，又出现窦性心律不齐，频发结性早搏、室性早搏，再次服用宁心汤，现正在进一步观察治疗中。

朱正华，女，48岁，芜湖地区机关幼儿园老师，门诊号：36925。

患者胸闷、心悸、嘈杂、心前区疼痛1年左右，常有心脏失落感。心电图检查：窦性心律，频繁室性早搏，呈二联律，V_5导联S-T段下降0.05mV以上，提示心肌缺血。拟诊冠心病心律失常，服用宁心汤25剂后于1975年10月12日复查心电图与前次比较明显好转，报告偶见室性早搏，S-T段高抬至正常位置，患者临床症状也有明显好转。现正在继续治疗中。

讨论：

1. 宁心汤为古方剂甘麦大枣汤化裁加减而成。甘麦大枣汤方义为益心气、安神定志。心悸为心律失常的主要症状，由心失所养而致，宁心汤中重点使用了滋补心血、安神定志的药物，从而可以矫正心神失养、心悸不宁的心律失常情况。

2. 宁心汤中牡蛎、麦冬、浮小麦、红枣、甘草等药，含有丰富的糖苷、维生素类及各种电解质，具有稳定机体功能、营养心肌、调整心律的作用。丹参、地龙为活血化瘀、安神定志药，具有明显的神经系统安定作用和扩张冠脉、改善心肌供血功能，对心律的恢复具有明显作用；酸枣仁、柏子仁、首乌藤具有养心安神作用。因酸枣仁具有神经传导阻滞作用，在这里发挥其延缓心电位的传导，抑制异位节律的发生从而达到恢复正常心律的作用，但这种传导阻滞作用有加重房室传导阻滞的可能，故有传导阻滞情况的患者应慎用。

3. 在宁心汤治疗心律紊乱的过程中，显效率和有效率较高，无效未见；但复发情况较明显，因此我们认为使用宁心汤治疗心律失常是一有益苗头，对宁心汤的方剂组成、药理作用机制及疗效尚难巩固的现象有进一步观察、研究的必要。

（三）中药“定痛汤”对心绞痛的治疗

冠心病的病理变化使冠脉的管腔趋于狭窄、闭塞或痉挛，心肌缺血情况加重即在临床出现心绞痛、心肌梗死。这一阶段病情已比较重笃，对这一类型的患者首先应考虑扩张冠脉，改善心肌供血，缓解心前区疼痛；进而使用调节脂肪代谢，抑制胆固醇吸收，降低血中胆固醇，阻止类脂质在血清中的滞留，缓解动脉粥样硬化的形成的药物，使患者从心绞痛、心肌梗死的危境中解脱出来。我们在中医学“气滞血瘀”“不通则痛”的科学原理指导下临床应用行血、化瘀、止痛的法则，注意治疗上的个体特征进行辨证论治，使用中药“定痛汤”加减对心绞痛各类型病员进行治疗上的探讨，得到一些体会，小结于后。

定痛汤组成：

罂粟壳 12～30g　玄胡索 12g　广郁金 12g　丹参 30g　降香 4.5～9g　红花 9g　赤芍 12g

临床分型：因为冠心病心绞痛病人在日常生活中就存在着个体差异，当心绞痛发作时临床症状往往也很不一致。一些病员平时即有一般症状的差异，如咽干口燥、烦躁易怒、舌红苔薄脉弦数，胸闷或心绞痛发作时可能胸骨后或心前区有明显烧灼感，脉搏很快（弦数脉），舌红。而另一批病员平时即有口淡、乏力、怕冷、自汗、面色萎黄、舌淡苔薄白脉细弱的虚寒情况，至心绞痛发作时可能四肢发凉，出虚汗，脸色苍白，脉搏很慢（迟脉）。前一种是“热痛”，后一种是“寒痛”。治疗原则即需在活血化瘀的基本原则上进行对症加减，这就是辨证论治的特点。在这一理论的指导下我们把临床心绞痛分成阳虚、阴虚两大类型；根据活血化瘀的法则，在基础方剂中随症加减治疗。

加减情况：

（1）阳虚型：具肾阳虚及脾阳虚症状加心绞痛者，使用基础方剂加纠正肾阳虚及脾阳虚的药物，如：附子、肉桂、熟地、淫羊藿、锁阳、补骨脂、胡桃肉、沉香及白术、干姜、党参、茯苓等（以上药物可以随症选用）。

（2）阴虚型：具肾阴虚及肝肾阴虚症状加心绞痛者，使用基础方剂加纠正肾阴虚及肝肾阴虚的药物，如：生地、玄参、当归、枸杞子、杜仲、首乌、黑芝麻、地龙、钩藤、菊花、鳖甲、草决明等（以上药物可随症选用）。

（3）以上两型除使用中草药外，西药主要使用维生素类、血管扩张剂等。

给药方法：凡接受治疗者，首先使用化瘀活血止痛的基础方剂，然后根据祖国医学辨证论治的原则照顾个体差异，对症选用各型药物，西药也可随机使用。以下介绍数例典型病例。

吴某，男，62岁，芜湖市十一中学教师，门诊号：23119。

患者明显心绞痛，频繁发作，向左肩及左上臂放射，夜间发作更剧。剧痛时全身出汗，面色作红，烦躁易怒，心区烧灼感明显，舌暗红少苔，脉弦细数。心电图检查提示：陈旧性前壁梗死，T波倒立，S-T段下降超过0.05mV以上。诊为心绞痛。

患者于发作剧烈时，舌下含服0.3g硝酸甘油片而取得暂时缓解，每日约使用6～7次。根据祖国医学的辨证方法，该患者属于肝肾阴虚型，使用活血化瘀的基础药物加养阴药，每日1剂。

罂粟壳18g　玄胡索12g　广郁金12g　丹参30g　降香9g　红花12g　赤芍12g　玄参18g　枸杞子12g　鳖甲30g　首乌30g　地龙30g

服上药5剂，患者自觉心区疼痛明显缓解，每日只需含服

2～3片硝酸甘油片。连服20剂后患者白天已无心区疼痛发生，夜间尚有轻度心区疼痛情况，尚需含用硝酸甘油片1粒。当连服45剂后患者夜间心区疼痛也已消失，为巩固疗效改用丸剂，随访1年未见发作。

沈奇，男，57岁，地区运输公司宣传站，职工，门诊号：34084。

患者有高血压（血压波动在23.94～20.0/14.6～11.3kPa之间）、胸前区憋闷、心区疼痛、心悸史，近日心区疼痛明显。于1975年4月12日心电图检查：左束支不完全性传导阻滞，心肌供血不全，运动试验阳性。临床表现为神疲乏力，怕冷有汗，纳少便溏，当心区疼痛明显时则面色苍白，大汗出，四肢厥冷，脉细欲绝，舌淡胖嫩，周有齿痕。提示为阳虚寒痛，治疗中我们使用定痛汤中的活血化瘀药：罂粟壳、玄胡索、广郁金、丹参、降香、红花、赤芍等加入温补心肾、脾肾的附子、肉桂、补骨脂、干姜、白术、党参，经给药45剂后患者心区疼痛消失，全身情况好转。于1975年5月26日复查心电图报告：运动前正常心电图、运动试验阴性（心电图由芜湖市第一人民医院、弋矶山医院检查、复查）。

讨论：①临床试验告诉我们，冠心病病人的心绞痛、胸闷、心律失常、心肌梗死等症状和病变都是气滞血瘀的表现，这是冠心病人的共性。所以在祖国医学辨证论治的原则指导下，使用活血化瘀药物即能达到疏通脉络，行气活血，变“不通则痛”为“通则不痛”的目的，使一些心绞痛患者的症状得以缓解；而且具有药价低廉、副作用少，患者易于接受，疗效快而明显的优点。

②因为活血化瘀药在临床上可扩张冠脉，改善冠脉循环、改变冠状动脉的阻塞情况，进而克服因心肌缺血所造成的心绞痛症状。同时行血化瘀药除具直接镇痛作用外，还有一些药物如玄胡索、丹参等具有明显的中枢神经系统的镇静作用，这样就可以减慢心率、减弱心肌的收缩力、减少心肌的耗氧量，从而可以缓解心肌因缺氧而造成的疼痛。

③活血化瘀的用药方法是一种“通法”、“攻法”，对于虚象比较明显，病人可以起到“攻邪即是扶正”、以通为补的作用。但如长期使用则应考虑结合应用“攻补兼施”、“通补兼施”的治法，即我们前面提及的必须照顾不同的个体特征，阴阳偏颇的情况去扶正治邪的治疗观点。

④从活血化瘀药在临床上确对心绞痛症状有缓解作用来看，说明了它有延缓冠心病发展的可能性，使心脏不再出现严重的缺氧缺血状态，或许有利于建立侧支循环，预防心肌梗死的发生。

四、心肌梗死的中西医结合治疗

（一）中西医对心肌梗死的认识

长久持续的心绞痛症状，进一步加重冠脉病变，心肌较长时间的持续缺血缺氧，最后即出现冠心病的最主要、最严重的症状即心肌梗死。临床急性心肌梗死的症状表现为：心区的剧痛且向左肩部放射，因此还可以诱导心力衰竭、休克，严重心律失常，而以上又是心肌梗死急性期中致死的主要原因。临床心肌梗死的病死率与心肌梗死的广泛程度、所在部位、冠状动脉原来病变的程度及其影响心肌血液供应的程度等有关。文献报告急性期的病死率可高达40%左右。祖国医学认为心肌梗死是阴阳离绝的危候，根据临床病员的症状表现分为邪实（寒痰瘀血型、热痰瘀血型）、正虚（阴虚型、阳虚型、阴阳两虚型、阴虚阳亢型），根据急则治其标、缓则治其本的原则辨证求因进行治疗，但贯穿整个治疗过程的总方针仍不离“活血化瘀”化“不通则痛”为“通则不痛”。

（二）中西药结合治疗心肌梗死的方法

1. 对一般急性心肌梗死的治疗

首先肯定西医诊断，而后进行四诊八纲辨证。对于没有并发症的急性心肌梗死，用药核心是活血化瘀药，由于发病原因不同而分寒热两型，根据以上介绍治疗心绞痛的方法加减用药

（以上治法同心绞痛）。

2. 对休克的治疗

休克是急性心肌梗死的主要并发症之一，也是造成死亡的原因之一，应该把抢救休克作为治疗重点。

祖国医学把休克分为两种类型。

①气阴两虚型：微汗，皮肤潮红、干燥，脉细无力，舌淡，苔白腻，用生脉散。

白参9g（党参30g）　麦冬30g　五味子9～15g

②亡阳型：面色苍白，四肢厥冷，大汗出，发绀，脉细欲绝，舌质淡红，薄黄苔，用四逆汤（附子9g，干姜9g，甘草9g）或四逆汤加人参。

除采取中药的救治外，此时应重视西药的急救措施，临床可使用正肾、间羟胺等升压药与生脉散、四逆汤配合使用，增加疗效。同时对感染引起的休克需加用抗生素，合并酸中毒者以4%～5%碳酸氢钠纠正。

3. 心力衰竭患者的治疗

对急性左心衰竭的患者以西地兰或毒毛旋花子苷加氨茶碱，葡萄糖静脉注射为主，中药参附汤为辅治疗。对慢性心力衰竭患者仍可使用参附汤强心利尿。不能进食、恶心呕吐者，及时作电解质、心电图检查，立即纠正酸碱平衡失调和电解质紊乱是重要一环。对体质衰弱而肺部出现湿性Ⅱ罗音的患者应考虑肺部感染，及早使用抗生素治疗。

五、小结

中西医结合的方法对冠心病的病因病理的探讨，使我们进一步认识到由于中西医两门科学的历史渊源不同，理论体系必然存在着差异。但这两门医学科学毕竟是共同研究一个统一的人体，因而在理论上就必然的存在着通同之处。西医认识到冠脉病理改变和祖国医学强调的气滞血瘀而成的“不通则痛”不就是一个非常典型足以说服人们的例证吗？同时诊断方面祖国医学强调气滞血瘀所引起的舌有瘀斑，脉见结、代、促的情况，在临床诊断方面可以及早地给医生以一明确的印象，提示使用心电图、生化检查和X光检查，为冠心病的确诊带来方便，对此我们是深有体会的。治疗中使用的活血化瘀的中草药大都具有扩张冠脉、增加血流量、降低胆固醇及血脂、消除硬化斑块、延缓冠心病的进展等作用，不仅与西医的大批临床用药有其共同之处，而且表现了副作用少、疗效稳定持久的优越性。

当然，在治疗冠心病的过程中，我们体会到，中药疗效固然较好，但一般用药短时间作用不是十分明显，病情的好转往往出现在较长时间给药之后，但疗效往往是稳固的，这对冠心病的一些急骤症状就难以立刻收效。为了解决这一矛盾，一方面必需充分发挥西药在抢救中的给药方便、疗效及时而显著的优越性，采取中西药同时并进，以期达到疗效快而持久的目的。另一方面我们还必需进一步研究中药剂型的改造，使其能像西药一样疗效快而明显，加以中药本身副作用小疗效持久的特点，即能创造出临床上更理想的药物。

但是冠心病是一个较为复杂的疾病，在病因、病理变化及诊断标准、疗效观察各方面都还处在认识肤浅的情况下。许多理论临床问题尚处在探讨过程中，特别是使用中西医结合治疗的措施还只是探讨阶段，很难拿出成熟的经验来，这就要求我们广大医务人员按照毛主席“中国医药学是一个伟大的宝库，应当努力发掘，加以提高”的指示精神，努力学习，艰苦奋斗，为使用中西两法防治冠心病的成功而贡献自己的力量。

浅谈冠心病患者的饮食与运动

冠心病是一种危害人民群众身心健康，影响劳动力的疾病。怎样对冠心病进行预防和治疗，则是我们许多人关心的问题。

由于很多患者对冠心病的形成原因缺乏应有的了解，而在被确诊为冠心病之后，恐惧情绪油然而生，不知如何是好。表现较为突出的有两种情况：一是不能正确地处理好病人的饮食问题；二是摆不好休息与运动二者的关系。由于目前对以上两个问题的认识，医学界还存在着意见分歧的情况，看法也较为混乱。于是，病人弄不清谁是谁非，引起很多错误的想法和做法，甚至引起一些不良后果。为此，我们觉得有必要和大家共同讨论一下这一问题。

冠心病，又称冠状动脉粥样硬化性心脏病。指的是心脏自养动脉（即冠状动脉）的一种非炎性、退行性脂质淤积过多的疾病，结果为管壁增厚变硬、失去弹性及管腔缩小。病人在平时可能没有任何不适的感觉，但是遇有精神紧张、情绪激动或迎风走路、爬坡、过饱，需要心脏加强工作或引起冠状动脉痉挛收缩时，由于管腔狭窄了，供血不能满足要求，便产生暂时的心肌缺血。这时病人就会感到胸闷、胸部受重压或紧束的感觉，医学上称“心绞痛”，严重者可出现心肌梗死。

我们说这个病是一个和年龄、性别、遗传因素、饮食、精神紧张、体力活动以及人体内脂肪新陈代谢不正常等有关的疾病。祖国医学经典著作《灵枢·天年第五十四》中就明确指出：“……六十岁，心气始衰”，指出了冠心病的发病年龄在中年以后。它说明了随着年龄的增长，人们的心、脑、肾及周围血管在逐渐走向硬化，是人类走向衰老过程中的必然情况，所以我们也称它是一种老年性疾病。同时又说明了人体在40岁以后有一个内环境的改变过程，这个改变我们称它为“更年期”。在更年期里，人体为适应行将衰老的必然规律，进行着全身性机能和内分泌方面的调整。比如，女性即会出现发胖、浮肿、月经紊乱和绝经；其他方面的改变还有情绪紧张、心慌、恐惧、忧虑、多疑、烦躁、血压波动等，我们称它为更年期综合征。男性由于生理特点的关系，更年期症状表现得不明显。但在此期有为数很多的人逐渐发胖起来，我们常称作“发福”了。如果我们注意观察40岁以后的男女，大多数人都有发胖的倾向。精神、气力开始衰减，青春时期的健美体型也开始遭到破坏。这是因为以上的多种因素引起了脂质代谢紊乱，脂肪在皮下和腹腔里的沉着引起的。它与我们所说的动脉硬化和冠心病有着密切的关系。了解这一客观规律，患了冠心病的人就不会感到大难临头，惊慌不安了。那么，能不能延缓动脉硬化与冠心病的到来，缓解症状，延长寿命呢？我们说是可以的。因为，冠心病的发生不仅和年龄有关，还和人体的脑力劳动与体力劳动、饮食习惯以及多种激素有密切的关系。祖国医学早就指出：“饮食有节，起居有常，不妄作劳，度百岁乃去”。说明了饮食调节适当、注意锻炼的人，可以减慢衰老、延长寿命，甚至活到百岁。人群中一些热爱体力劳动，不吃大量肉类的人，他的动脉硬化症状可能来的较晚。我们在临床上经常看到年近古稀的老人，动脉硬化尚不明显，这是因为体力劳动可使胆固醇下降，延缓动脉硬化的到来。但是不喜欢体力劳动，脑力劳动又十分紧张，并且贪食肉类食品的人，即使年轻人，也可能出现动脉硬化的情况，甚至出现明显的症状。因为紧张的脑力劳动、过多的肉食可使胆固醇升高。以上说明了动脉硬化、冠心病的发生和人体的生长衰老规律有关。但是人们对衰老和疾病的发生不是束手无策的，注意调节饮食、加强体育锻炼，是抵抗疾病的有力措施，是延缓衰老行之有效的方法。

知道了动脉硬化和冠心病发生的基本原理和影响这个疾病发生、发展的主要因素后，我们再具体谈谈得了冠心病后，应该怎样正确对待病人的饮食、运动和休息的问题。

先谈谈饮食方面。临床常见的情况有两种，有人认为动物脂肪是引起冠心病的唯一原因，因此禁食一切肉类食品，甚至这也不敢吃，那也不敢吃，把自己的饮食范围压减到只吃几种蔬菜的地步。这一错误观点的形成与不加分析地使用国外医学文献资料有关。西方医学文献中，针对他们的高动物脂肪、高蛋白质饮食的现状提出了控制动物脂肪饮食的观点是正确的。但我们有些医务人员与病人，不顾我国多数民族和人民以粮食为主、肉类食品为辅的饮食习惯，生搬硬套国外低脂肪饮食观点，要求大批病人不吃肉类食品。结果，使机体不能得到应有的蛋白质、脂肪和必需的热量。好比火炉得不到新煤，火力大大的减弱了一样，弄得人体脏腑机能衰减，免疫机能下降。即使动脉硬化和冠心病的症状能够得到暂时缓解，但病人可能因贫血、缺乏维生素、营养不良而导致其他疾病的发生。冠心病的另一重要原因，是人体的内在因素。我们知道，人体内存在着糖、蛋白质、脂肪三者的同化与异化作用。由于这一作用，在人体内分泌调节发生某种变化时，就会把人们摄入的糖类食物转化为脂肪。这一现象在人体走向衰老时表现得更加明显。很多长期不吃肉类，把淀粉食品作为唯一饮食的病人，多年后并未能满意地减轻体重和克服动脉硬化和冠心病的症状，反而弄得身体极度衰弱，精神负担十分沉重，就是这个道理。

那么，怎样才能正确处理好冠心病患者的饮食问题呢？我们说，只有在医生的指导下，把控制脂肪饮食放在一个正确的位置上，才能达到我们防治动脉硬化和冠心病的目的。例如，年过四十的人出现肥胖，体重增加，则应注意少吃过多的动物脂肪，如肥肉、各种内脏、骨髓、猪油、鱼子、蛋黄、奶油、椰子油、可可油等。对那些喜饮食用大量脂肪食物的病人则要嘱咐他们减少吃动物脂肪食品，并严禁暴食，以免诱发心肌梗死或心绞痛，从而达到缓解症状、增强体质、延年益寿的目的。而对那些没有高脂肪饮食习惯的病人，我们则应认真找出他们的病因，给予适当的药物、运动方面的治疗。对这种病人不应过分控制肉类食品的摄入，强制一点肉类也不吃，这样既不利于病情，也不利于健康，甚至会带来恶果。

下面，我们再谈一谈冠心病患者的运动和休息问题。目前临床上也存在着两种极端的做法。一种是被确诊为冠心病后，过分强调休息，反对任何形式的体力活动。结果，病人由于长期卧床，全身活动明显减少，各个组织、器官的功能减退，特别是心脏的储备能力明显下降，造成心脏收缩无力，心搏出量明显减少，全身血液循环缓慢，弄得病人稍事活动就心跳、气短、出汗，甚至连简单的生活小事也不能自理，以致有些病人只因为一般的感冒、发烧而发生心力衰竭。这样的教训，临床中并不少见。我们必须引以为戒。另一种是不考虑病人的体质和心肌受损情况，一味强调运动，不加分析地提出运动是治疗冠心病的唯一有效方法，让病人坚持力难胜任的体力活动，如长跑、登山等。甚至在已发生心肌梗死的情况下，违反较长时间卧床休息的原则，让病人提早下床活动，结果引起症状加重，病情恶化，甚至造成死亡的惨痛后果。因此，我们对待冠心病患者的休息与运动，必须根据患者的具体情况，在病情相对稳定、症状轻浅的情况下，给予患者适当的时间，一般每次30分钟左右，每天两次为宜，做轻中度的体力活动，诸如气功、太极拳、甩手、踢脚、中长距离的散步、慢跑、慢步登山、保健体操等。同时，在这些运动中，还需注意以下几点：一、运动量要逐渐地增加，不可一开始就进行力难胜任的剧烈运动。二、有明显心律失常的病人，在心律尚未转复之前，不宜过早地进行活动量较大的运动，以免加重症状。三、运动量以周身作热，微微出汗为标准，不宜运动到大汗方止，否则，往往使心脏负担过重，加重心肌劳损。四、应随季节的变化而改变运动的方式，比如春、夏和早秋可早起作户外活动。晚秋特别是严寒季节，冠心病则不宜做过早的户外活动，以室内活动为宜，防止不必要的感冒和因寒冷而引起冠状动脉痉挛的发生。坚持以上运动，可以锻炼机体，增加热量的消耗，减少脂质的沉积，减轻体重，改善冠脉循环，从而达到缓解症状、延长寿命的目的。

附子合炙甘草汤加减治疗病态窦房结

综合征 11 例报告

本人在临床工作中，以大剂量附子合炙甘草汤加减，治疗病态窦房结综合征 11 例，取得较好效果，现报告于后。

一、临床资料

（一）诊断标准

本组病例均以心律失常为主，并结合临床表现及窦房结功能试验进行全面分析后诊断。其诊断依据为：有持续或间歇出现的严重窦性心动过缓（<50 次/分），或同时伴有窦房传导阻滞、窦性停搏（停搏持续时间≥2 秒），伴有或不伴有逸搏心律或异位心动过速，具有典型阿－斯综合征的发生；以往确有窦房结功能衰竭，表现为窦房传导阻滞、窦性停搏及明显心动过缓，现有慢性心房颤动或扑动等。

（二）一般资料

11 例中，男 6 例，女 5 例；年龄 16～45 岁 7 例，46～78 岁 4 例；病因为动脉硬化性心脏病 6 例，心肌病、心肌炎各 2 例，诊断未明者 1 例。

11 例均有传导阻滞、窦性停搏，其中 2 例出现逸搏心律；心率 40 次/分钟以下 3 例，41～50 次/分钟 8 例；4 例以往发生过阿－斯综合征；10 例作阿托品试验，观察时间内。窦性心律<90 次/分钟 7 例，注药后出现交界性自主心律 3 例。

（三）治疗方法和结果

11 例均内服制附子合炙甘草汤治疗，方中附子重用。

处方：制附子（先煎 2～3 小时）12～60g，桂枝 12～18g，炙甘草 12～30g，大麦冬 30g，红枣 15～30 枚，枸杞子 12～30g，太子参（代红参）15～30g，丹参 30g，沉香（后下）5~9g。

每天1剂，水煎2次，晚服第1煎，次晨服第2煎。15剂为1疗程。

按以上方法治疗3个疗程后，严重窦性心动过缓由<50次/分钟增加到≥60次/分钟，窦房传导阻滞、窦性停搏减轻，阿-斯综合征终止发作，并观察6个月以上未发作，评为显效者4例（36.4%）；窦性心动过缓改善，心率增加不足60次/分钟，窦房传导阻滞减轻，阿-斯综合征发作次数减少，三项中有两项符合，评为有效者7例（63.6%）。其中心率增至60次/分钟以上者7例，增至56~60次/分钟者4例；传导阻滞9例减轻，2例无改变；窦性停搏7例消失，2例偶见；2例出现逸搏心律者治疗后消失。4例服药期间未见阿-斯综合征发作，其中3例追访1年亦无发作。治疗后9例作阿托品试验对照观察，5例心率>90次/分钟，4例无改善。

（四）典型病例

潘某，女，61岁，退休工人。因心悸、胸闷、心跳缓慢、反复出现晕厥及四肢抽搐于1979年11月21日就诊。就诊前曾在某医院诊治，检查显示心动过缓（心率33~38次/分），心律不齐，心电图提示窦房Ⅱ°传导阻滞，窦性停搏5~8次/分钟，具典型阿-斯综合征表现。阿托品试验观察，窦性心律最快在90次/分钟以内，临床诊断为病态窦房结综合征。经用阿托品、异丙基肾上腺素、肾上腺皮质激素等治疗，心率未见增加，建议安装人工起搏器，因患者拒绝而前来投中医治疗。

诊见患者虚弱，不能坐起，头昏，视物不清，胸闷，左胸钝痛，四肢颤动，麻木，下肢浮肿，脉沉细迟伴结代促，脉率33次/分，舌胖淡红、多津。证属心阳衰微，心气不足之候。予附子合炙甘草汤加减治疗。

处方：制附子（先煎2~3小时）30g，桂枝15g，炙甘草30g，红枣15枚，枸杞子12g，太子参30g，炙黄芪30g，丹参30g，沉香（后下）5g。5剂，每天1剂，照前法服。

药后自觉头昏、胸闷、心悸明显减轻，晕厥未作，全身情况明显改善，生活可自理。心电图复查提示窦性心动过缓（心率53次/分钟），窦性停搏2次/分钟，窦房Ⅰ°传导阻滞。继服上方30剂后，头昏、胸闷、心悸消失，肢麻、颤抖、浮肿均消退，可做一些家务劳动，出外散步500米不觉疲劳，脉率65次/分钟，脉弦缓，舌红苔薄。心电图复查为窦性心律，心率64次/分钟，无停搏，窦房Ⅰ度传导阻滞，阿托品试验8分钟心率达94次/分钟。嘱原方隔日1剂煎服，连服3个月后，病情稳定停药。追访2年零8个月未见复发。

二、讨论与体会

病态窦房结综合征以胸闷、心悸、晕眩、脉来迟缓无力，甚至出现昏迷、抽搐等为主要症状，类似祖国医学胸阳不振之心悸、气血不足之晕厥、髓海空虚之眩晕、脉络失养之动风等。其病机在于精气被夺，阴阳俱衰所致。本着祖国医学中治疗虚损症候“劳者温之，损者益之”（《素问·至真要大论》）、“形不足者温之以气，精不足者补之以味”（《素问·阴阳应象大论》）的原则，宗大补阴阳、填精固气的法则，选用附子合炙甘草汤加减。方中重用附子、太子参，其中附子量用至12～60g，乃秉回阳为先、固气为主的宗旨。附子性燥烈，本组11例患者使用中，除1例素体阴虚，有津伤气燥反应外，尚未见有其他不良反应。太子参甘温益气，枸杞子填精固气，桂枝温通心阳，炙甘草、红枣滋养心神，调和营卫，丹参、沉香行气活血。诸药伍用可收阳复气盛，营卫调和，气机畅达之功。我们对本病治疗尚在摸索经验阶段，介绍如上，仅供临证参考。

中风后遗症的治疗——补阳还五汤加减析

先贤王清任于《医林改错·瘫痪论》中立补阳还五汤，治“半身不遂，口眼㖞斜，语言蹇涩，口角流涎，大便干燥，小便频数，遗尿不禁”。后人推崇，效法者颇多，收效每多称著。现代临床多用于卒中后遗症，温热病后遗症等疾患，即现代医学脑血管疾病后遗症，脑炎、脑脓肿、脑肿瘤等疾患引起的一侧上下肢运动功能障碍的疾病。

从医二十余载，每遇卒中后半身不遂者，即投补阳还五汤，或有效进展缓慢，或不瘥他投。反躬自省，属辨证不准，抑或药效不济。苦思良久，无所适从。故再行拜读《医林改错》并参阅古代经典，启迪甚深，略有心得，呈叙于后，望同道指教。

补阳还五汤秉王清任认为中风一证为气虚及瘀血为祟的学说，选黄芪峻补其气，赤芍、川芎、桃仁、红花活血祛瘀，当归尾、地龙通经活络。方意着重在补气活血。然复习中风一证之病因病机、转归发现患者卒中之后，机体阴阳之虚甚重，五脏之损俱深，绝非淡淡数药可复原耳。

纵观中风起因发病及至半身不遂发生后的全身状况可有五大转归：

一、《素问·厥论》曰：“气之与血，并走于上，则为大厥，厥则暴死，气复返则生，不返则死。”又称煎厥，大厥，薄厥。人之气血暴涨于上，临床出现突然昏仆，不省人事，醒后半身不遂，口眼歪斜，语言蹇涩。非一般昏厥即醒，醒后如常之厥症可比。如是者，正气大伤，气血巨损，实临床之重症，峻补气血在所必行，故《医林改错》重用黄芪120g，并说可加用党参12～15g。益血之剂，除当归外，方中似乎略少，此一不足。

二、唐宋以前即有“内虚邪中”之说，《灵枢·刺节真邪》云："真气去，邪气独留，发为偏枯。"指出正气虚衰，正不胜邪，人体的机能失常至邪气留恋，阻塞脉络而偏枯发生。推敲留恋之邪，究为何由？此中刘河间所主之火，朱丹溪所主之痰，王清任所主瘀血为其主要。然而补阳还五汤中除赤芍、地龙可一般的清热化痰外，尚无清化痰火之重剂。此二不足。

三、发病学方面，刘河间早已认识到"将息失宜，而心火暴甚，肾水虚衰，不能制之，则阴虚。"李东垣认为："凡人年逾四旬，气衰之际……多有此症。"《景岳全书·非风》指出："本皆内伤积损颓败而然。"清代《临证指南医案·中风·华岫云按》进一步阐明:"精血衰耗，水不涵木，木少滋荣"的肝肾亏损因素，发病前斯是，病发半身不遂后，肝肾亏损足可见矣。然补阳还五汤中滋补肝肾药饵缺如，精血衰败，身形有虑，补气活血安附？此三不足。

四、中风之后，一身之气血俱虚，痰血阻络，脉络失养，护外之卫气必自虚。所谓"邪之所凑，其气必虚"。外来风寒湿邪必然冒犯肢体，气血痰阻，又兼外邪侵淫，故半身不遂者十之有九体痛明显，且与风雨天变有关。补阳还五汤虽无祛风湿之品，然方解中首提"加防风"，即承认先有内风使然，后有风寒湿之虑。

五、卒中一证，风火痰为祟，其证暴甚，阳闭尤然。闭开证解之后，火甚之象实为大减，然病体阴虚，精血难复，或痰火尚盛，故不遂之体，每多虚风内动，如是者：肢体抖动，肌肤不仁，筋惕肉瞤。补阳还五汤中，除地龙一味为佐，通经活络外，息风药亦少，此四不足。

复习先贤论述，剖析补阳还五汤，自觉方意可执，药则需增，气阴当养，肝肾当滋，虚风应息，风寒湿当虑。守其方意，将补阳还五汤充为：炙黄芪、阿胶、桂枝、枸杞子、怀牛膝、赤芍、当归、川芎、南星、僵蚕、防风、羌活、丹参。其中选《医宗金鉴》秦艽升麻汤中桂枝温阳通络，和其营卫；羌活愈风汤中防风、羌活祛风除湿；枸杞子、阿胶，佐当归滋阴养血，补肾填精；怀牛膝强筋骨、益肝肾，佐川芎、赤芍，行血活瘀；取清热化痰汤中南星清化痰热；加僵蚕，佐地龙清热息风；并以丹参易桃仁、红花增强其行血活瘀之作用。

临床累用是方，凡症情稳定，不属危候，收效均较之补阳还五汤为著。病例两则，以为佐证。

周大银，男，59岁，理发师，初诊于1981年5月19日。

高血压病10余年，于工作之时，突然昏仆，神志模糊，即送某医院诊为脑溢血。经及时抢救，神志渐清醒，唯口眼左歪，右半身不遂，语言艰难。转中医治疗始予补阳还五汤30剂，不瘥。8月21日再诊，察其人精神委顿，语言含混，流涎不止，面目四肢虚浮，四末欠温，右手不能持物，右脚趾呈鸡爪样，并麻木抽动，伴有右肢痛疼，天阴益甚。以上诸症，皆左面右肢甚于右面左肢，脉左弦细，右濡弱。舌质淡，有数块瘀斑如绿豆大，苔白腻。此气血虚，肝肾损，虚风动，风寒湿浸，遂投补阳还五汤加减方：炙黄芪30g，桂枝9g，阿胶10g（烊化），枸杞子12g，怀牛膝12g，赤芍12g，当归12g，川芎10g，南星5g，僵蚕10g，防风12g，羌活9g。7剂面斜渐正，流涎渐止，可述短语，右上肢始可抬举，手足趾可自行活动，麻木、肢痛、抽动均有减轻。续用上药60剂，患者起身步履如常人。嘱其每3日1剂，再服3个月。追访10个月，症情稳定。

周三和，男，48岁，干部，初诊于1980年3月4日。

患者左颅内肿瘤于1979年10月由某医院手术治疗，术后四肢活动欠灵活，右上肢不可抬举，下肢步履不稳，时欲跌倒，伴四肢作痛，天阴益甚，抖动麻木，擎物不力，且精神失聪，反应迟钝，答非所问，遂就诊于中医。察其人面色皖白，右上下肢肿胀明显，诊其脉细数，舌淡，苔薄腻，此髓海重创，气血痰凝，脉络失和，遂与补阳还五汤加减方，重用黄芪、枸杞子、丹参、南星。黄芪30g，桂枝12g，阿胶10g（烊化），枸杞子30g，怀牛膝12g，赤芍12g，当归12g，川芎12g，南星15g，僵蚕10g，防风12g，羌活12g。上方9剂，四肢活动渐灵活，右上肢渐可抬举，仍受限，步履觉稳，肢痛减，对答尚欠畅达。续隔2日1剂，连服67剂。患者面色红润，精神振奋，语言渐畅，肢痛减轻，麻木消失，握力亦增，步履稳，唯右足尚有跛行。嘱其每3日1剂，再服1个月，追访2年，患者病情稳定。

神经官能症的中医辨证治疗

一、概述

神经官能症又名神经症。包括神经衰弱、癔病。该病多发于青壮年，其病因与精神创伤、长期过度紧张疲劳，致使大脑皮层兴奋抑制功能紊乱有关，尚有各种内脏神经官能症（如心血管神经官能症，胃肠神经官能症等），更年期综合征的神经精神症状也有与其相同者。祖国医学《金匮》记有："妇人脏躁，悲伤欲哭，象如神灵所作，数欠伸"及"奔豚气从其腹起，上冲咽，发作欲死，复还止皆从惊恐中得之"属癔病范围。Hgsteria 原为希腊文子宫之意，来源于中世纪，认为本病因子宫运动而来，这显然是错误的。巴甫洛夫学说认为，本病的产生与病人的神经类型及精神创伤有关。详细发病机理，迄今还有不同认识。

祖国医学没有神经官能症的记载，举凡失寐、惊悸、头痛、眩晕、遗精、郁症、虚损等症皆可由本病所致。《章太炎医论》指出："今世所谓精神者，自癫狂以外，则百合也。"而所指百合诸症与现代医学所指神经官能症类似。本病多由七情所致，大病久病之后，气血亏损，脏腑功能暂时失调也可致病。主要与心、肝、脾、肾四脏关系密切，治疗方面多立足辨证施治，补益气血，调整脏腑，临床也多有效。

二、病因病机

（一）七情所郁：忧惧失望，思虑过度致七情所伤，阴虚阳亢，阴难内守，阳气浮越，致心神、肝魂不稳而生多种证候（责之于肝郁）。

（二）脾失健运，痰浊内生，化火生风，或扰于脑窍，或阻于络脉，气血运行受阻，脏腑经络失养可引起多种证候

(责之于痰)。

(三)或因劳倦，或因思虑，或因情志，致气血阴阳亏损，肾精空虚，无以填精充脑，清窍不清，也可引起多种证候(责之于肾精)。

(四)大病久病之后，气血大伤，营卫失和，也可引致该病，如章太炎先生云："百合之候，伤寒热病愈后往往见之，久亦自愈。颇有形体如常，读书治生亦所不废，而精神疑阻，心持两端，多所罥布者，尽于大病先后见也。"又云"暴病血热，则神经昏迷，锢病血虚，则神经失用"，都指出了该病与病后的密切关系。

此外，性格特点、思想水平、医源性因素也可导致，但终不离心肝脾肾之失调。

三、症状

神经衰弱的病人主要特点为大脑皮层易于兴奋和迅速疲劳，相当于中医的气阴两虚证。轻症病人表现为头昏晕胀痛，失寐多梦，健忘，心神不宁（注意力难以集中），同时情绪低沉，精神萎靡，烦躁易怒，男子阳痿、早泄，女子不月。患者疑虑多端，焦躁不宁。

神经衰弱病人尚有主诉多，而客观体征少的特征。多数病人只有手指和眼睑颤动，腱反射活跃，脑电图显示皮层兴奋性增强的双侧对称低波幅快波。

癔病病人多情感反应强烈而不稳，敏感，好胜，自负，暗示性强，精神症状常有情绪不稳，易激动，时常暴跳如雷，大吵大闹，撕衣毁物，嚎啕大哭或胡言乱语，手舞足蹈，狂笑不止等。其精神状况与实际生活有关，不脱离现实，且有戏剧性。少数患者有错觉及幻觉，如不言、不食、少动，违拗及对周围反应迟钝（称为癔病性不僵）。

运动方面的症状，可出现运动兴奋，运动抑制症状，前者可表现痉挛发作，震颤等，后者可表现各种形式的瘫痪，缄默等。

感觉方面症状，可表现身体某一部分感觉过敏，感觉异常或感觉消失，其特点为感觉障碍的范围与神经分布区不一致，与正常部位常截然分开（如自中线分开的半身感觉障碍），可受暗示影响而不断变化。有的病人表现五官方面的症状，如突然失听，失音，失明、视野缩小或黑朦。自主神经和内脏器官方面症状可见咽部阻塞感（癔病球），中医称梅核气，逆呃，呕吐，鼓胀，心悸，呼吸困难和血管舒缩机能障碍如皮肤发凉，发绀，以及皮肤肢体麻木等。

四、辨证治疗

中医根据见症，加以分型、立法、治疗。临床常分六型：

（一）阴虚肝旺型

主证：头昏耳鸣，眼花干涩，急躁易怒，少寐多梦，口干咽燥，手足心热，舌质红，脉细数。

治法：滋阴平肝。

方药：杞菊地黄汤加减：枸杞子、菊花、生地、山萸肉、丹皮、白芍、生牡蛎、酸枣仁。

（二）心血虚型

主证：心悸，失眠，健忘，多梦，舌质淡，脉细。

治则：养血安神。

方药：黄连阿胶鸡子黄汤加减：黄连、阿胶、生白芍、大生地、臭甘草、茯神木、鸡子黄、牡蛎、酸枣仁、柏子仁、丹参、五味子。

（三）心脾两虚型

主证：心悸，健忘，失眠，多梦，食少，腹胀，便溏，疲倦无力，面色萎黄，舌质胖，周有齿痕，苔白或腻，脉细弱。

治则：补益心脾。

方药：归脾汤加减：党参、茯神、白术、当归、龙眼肉、远志、酸枣仁、炙甘草。

（四）心肾不交型（肾水亏耗，心阳偏亢，水火不济）

主证：心悸，心烦，失眠，遗精，健忘，耳鸣，腰酸腿软，脚跟痛，口干，五心烦热，舌质红，脉细数。

治则：滋补肾阴，交通心肾。

方药：六味地黄丸合交泰丸加减：黄连、生地、丹皮、山萸肉、金樱子、山药、油桂、酸枣仁、远志。

（五）肝气郁结型

主证：两胁肋胀痛或走窜而痛，胸中闷阻，心情不舒或咽喉发堵（梅核气），口干而苦，苔少，脉弦。

治则：舒肝解郁。

方药：逍遥散加减：柴胡、当归、白芍、白术、香附、青皮、川楝子。咽堵加苏梗、厚朴、乌梅。

（六）肾阳不足型

主证：遗滑精冷，阳痿早泄，性欲减退，腰脊疼痛，畏冷肢凉，两腿无力，面目、四肢浮肿，苔白，舌质淡胖，脉沉弱。

治则：补肾助阳。

方药：右归饮加减：熟附子、肉桂、山萸肉、山药、淫羊藿、菟丝子、巴戟天、金樱子。

神经官能症痼疾的治疗探讨：

由于神经官能症，症情复杂，症状交错、病程漫长，临床治疗常有累难见效者，尚须辗转试探，逐步摸索。目前多用疏肝解郁，大剂量重镇安神，调和营卫，行血活瘀等法，临床常见效果霍然，现举例介绍如下。

朱何氏，女，67岁，家庭妇女，肥东人，1963年11月就诊。

主诉：周身骨节不可触，触则呃逆不止，病史一年余，多方治疗不效，诊者以手按肩背骨骼及髂前上棘，患者果然呃逆不止，时久，则呼唤痛苦难忍，松手后果然呃逆即止。询问病史，往无他疾，唯常与儿媳争纷，胸脘闷阻，喜叹息，两胁时觉胀疼，口干，舌红苔少，脉弦无力。似与郁症有关，遂与逍遥散加大剂量疏肝解郁药：柴胡12g，生白芍9g，玫瑰花12g，绿萼梅9g，川楝子12g，刺蒺藜18g，天台乌12g，青皮9g，广郁金9g，生香附9g，鳖甲30g，炮甲9g，每日1剂，2煎。3剂后症情大减，按诸骨节呃逆转为轻浅，次数减少，也有不生呃逆。原方加牡蛎18g再进3剂，诸证悉退。

徐秀英，女，48岁，农民，芜湖人，1973年7月就诊。

代诉：月经3个月未至，喜独处，喜猜疑，多愁易怒，时悲痛欲绝，时嘻不止，寻衅不遂，反捶胸顿哭，家中碗筷尽皆被摔，嘻笑时又口中念念有词。其人容颜消瘦，颧泛红润，脉来弦涩而迟，舌淡尖边红，苔薄黄少津。患者素性娴静，不多言语，今一反常态，又正值更年，似妇人脏躁（更年期精神分裂症），营卫失调，投甘麦大枣汤加减：炙甘草12g，大麦冬18g，红枣20枚，浮小麦30g，当归12g，合欢花12g，太子参12g，陈皮9g。连服3帖，患者精神宁静，悲哭嘻笑渐止，尚呆坐神痴，饮食少进。上方加半夏6g，姜竹茹12g，生谷芽18g，再进3贴，饮食起居如常人，唯消瘦乏力，神疲。再与八珍汤，调补气血。

赵宝林，男，23岁，知青，芜湖人，1977年11月就诊。

主诉：因蒙受精神刺激后失眠，已历一年余，近患者症情加重，彻夜不眠已19天，烦躁不安，神疲乏力，欲睡又不能入睡，不睡又精神萎靡，极端痛苦，此间曾使用逍遥散、归脾汤、交泰丸、柏子养心丸、天王补心丹、黄连阿胶鸡子黄汤之类，均未见效。诊其脉浮滑而软，重按无力，舌红无苔，属阴虚阳越之象，使用滋阴敛阳、大剂重镇之品：石决明30g，牡蛎30g，龙齿18g，磁石30g（纱包），飞辰砂4.5g，酸枣仁30g，地龙30g，龟板30g，鳖甲30g，琥珀末9g（分吞），丹参30g。以生铁落半斤先煎取汁3杯（约750mL）再煎上药，第1剂后2小时即生睡意，当日下午5时即入睡，至次日上午7时方醒。又以上药减量1/3再服5剂，诸症悉减，每晚可睡

6～8 小时。因形体瘦削，气血亏损，阴虚证尚著，与六味地黄丸合天王补心丹长服，随访半年未再发作。

陈小爱，女，29 岁，农民，当涂县，1972 年 4 月就诊。

患者产后满头痛，畏风冷，以布裹首，痛时须以 60℃～70℃左右之开水浸泡头部，疼痛尚得略略缓解，脉沉弦，舌暗红苔白腻厚，初以羌活胜湿汤 3 帖不效，再投温胆汤 3 帖也未见效。嗣后又给重镇安神药，仍无效，再诊其舌暗红中有少许紫斑，脉弦中兼涩，似与瘀血头痛有关，遂改投通窍活血汤加减：葱白 7 根，生姜 3 片，当归 9g，川芎 9g，丹参 9g，玄胡索 12g，红花 9g，桃仁 9g，藁本 9g，白芷 9g，蔓荆子 12g。服 3 帖，症减大半，又续服 5 剂，诸证尽退，嘱服当归养血膏巩固疗效。随访 5 年，未见再作。

养生篇

人类寿命观念的探讨

一、阴阳平衡论——生命现象的基础

尽管人类已对浩瀚的宇宙有了相当深刻的认识，但对自己五尺之躯的探讨却很肤浅，不论是从现代医学还是从传统中医的角度看，都还有许多的现象和问题未能被破译。特别是对生命现象的研究仍为众多的科学所关注，并逐步取得进展。作者融汇东西方科学之见解，将生命现象粗略地概括为“物质与精神的综合”，即作为形体的人加上他所具备的功能作用。为了说明这一生命的组合，传统的中医学说便把它们概称为阴阳两方面。所谓阴即指构成人体的实质性组织、器官，如：眼、耳、口、鼻、喉、舌、血、脉、津、肌、骨、五脏（心、肝、脾、肺、肾）六腑（胆、胃、大肠、小肠、三焦、膀胱）；所谓阳，即这些组织器官的功能活动。两者结合，从而产生人的感觉、思维、语言运动等诸多的生命活动现象，构成了一个活生生的人。

鉴于以上的认识，进一步指出作为人体物质基础的阴和进行功能活动的阳，是一对相辅相成、相对平衡的人体的两个方面，不论哪方面过剩或是不足都要引起人体的失衡。这一失衡即是疾病现象。中医常把临床上见到的头昏眼花、耳鸣、易于激动、咽干口燥、失眠多梦、健忘、心跳快、面部潮红、手足心发热、尿热、便结、盗汗、脉搏细快、舌红少苔视为阴的不足，称为阴虚火旺。无病的人体出现以上情况者，常被称为是阴虚火旺型的体质；疾病中的人，如果有以上表现则被视为物质基础消耗多，功能活动相对亢进和阴虚疾病了。与之相反，人体出现头昏沉重、精神疲惫、面色皖白、四肢浮肿、口淡多涎、纳少、脘腹胀满、大便稀薄、小便清长、舌淡胖嫩、苔白腻、脉沉细等常称为阳虚湿盛。无病的人体出现以上情况者，被称为是湿盛阳虚的体质；疾病状况下则被视为物质基础过剩，功能活动相对低下的阳虚疾病了。基于以上人的体质和疾病的分类，还可以有阴阳两个因素均衰弱不振的阴阳两虚型的体质和阴阳同病的情况，如面色萎黄、时有颧红、头昏乏力、易于激动转而更加疲惫、口干不欲饮水、舌尖红、舌体淡胖多津、大便前硬后稀、脉弦但重按无力，整体表现既有阳虚情况，又有阴虚的表现，人群中有相当一批这样体质和病况的人。

以上的生命观和体质分类在西欧和日本均有类似的学说。它是对人体最基本原始的认识，奠定了人体生命学说的基础，后世不论是客观的和微观的生命研究都基于此，今天我们所讨论的老年保健学说也是这个大课题中的一个部分。

二、生命的动静观

既然生命是由物质和功能所组成，那么作为生命活动的形式是什么呢？概括地说即是相对的动静现象。在整个的生命活动的过程中，动静的现象是永远相伴、相互交叉、相互支持着的，如果我们把苏醒情况下的各种活动工作称为是相对动态，那么睡眠休息则是相对静态。为什么我们要称相对呢？因为作为人的生命现象，从客观的观察到微观的研究，其实质都是不停地运动，应该说“生命不息，运动不止”。因为即便人体是处在睡眠休息状况下，人的心跳、呼吸、毛细血管里的血液流动乃至细胞中代谢物质的交换都还是在一刻不停地进行着。因此我们只能将人的苏醒和睡眠作相对的动静状态看，这样看既是实际的，也能说明问题。

从科学的理论到人类生存的经验都给我们提出了一个总结性的看法：“动静结合、动静有序、动静适度、动静均不得有过。”

动静结合，说的是在生命永恒运动的前提下，人体自身的休息活动要有个相辅相成，互为交替的规律，即睡眠和苏醒，工作和休息，脑力活动和体力劳动或体育运动（劳心与劳体)，久坐位和肢体关节的舒展随意活动都必须恰当地结合起来。

动静有序的意思，一是要顺乎生命活动自然规律，即生物钟现象，如古代人“日出而起、日落而寝”的自然生活规律及人类兴奋、疲劳的交替出现的活动与休息要求等。二是人在长期的生活中，养成的自身作息习惯，如人们常常为之遵守的集体和个人的作息时间表，它涉及人体生活的各个方面，而成为后天培养起来的动静规律。为了健康和有效地工作，人们必须为自己制作一套周天作息时间表，并切实地执行。

动静适度广义上指的是人在生活工作中，劳动和休息必须有度，超过和不足都不利于健康。狭义的看则是休息和劳动要有一定的时间强度，即要在什么时候或用多少时间，在健康状况允许的范围内实事求是地进行劳作和运动。

必须强调的是，动和静的状态都必须控制在体力、脑力可以负载的范围内，不可超过一定的弹性限度，否则即要因过度而影响健康，甚至产生疾病，危及生命。

三、寿命现象

科学研究证明，一个健康的人，在良好的自然、社会环境中，他的寿命可达300岁的高龄；由于恶劣气候，疾病及污染的苛害，社会物质供给的短缺和不理想，使人的生命折半，而只能生活到150岁；再加上人的郁怒、悲恐的侵袭以及突发的天灾人祸，致使人的生存年限又降到70～80岁左右。以上是目前人类年龄的一般状况。然而在一个完整的生命周期，是由出生、成长、成年、衰老、死亡五个环节所组成，此间，从成年到衰老（即45岁到55岁）的阶段又被称为波动时期，作者把它称为易于断裂阶段。它的产生机制是，人经过成长、发展到成熟，并开始转向衰老前期，人体内环境为了适应即将到来的老年状态，于是全身的功能、器官都产生着自我调整，以适应即将到来的老年时期。这一调整过渡阶段，人体的内分泌、神经系统、女性生殖系统以及各个器官都在进行机能的调整，在功能上产生较大的失衡。特别这时的女性会出现月经紊乱，精神情绪不稳定，临床会出现经期紊乱，经量增多，情绪急躁，悲喜无常，多怒多疑，部分女性还会出现颜面及全身潮热，局部作麻，严重的尚会出现心悸、心律紊乱，甚至使原有的心脏疾病加重，我们将这一时间的综合表现统称为更年期综合征。男性同样也有更年期和更年期改变，只是表现比较轻，有些甚至没有明显的表现。更年期是人生向老年过渡的一个重要阶段，平稳地度过更年期是很重要的。这一时期正是人到中年，“内外交困”之际，即事业逐步成熟并力争取得成果和成就的重要时刻，家庭中老小均需赡养、教育、照料，精神体力均处在重负荷运转状态，而身体内环境出现波动，不平衡，即便是金属超弹性限度也会引起疲劳和断裂，人在此时如若陷于重度营养不良，强烈的精神刺激，突发的暴病，甚至患上慢性疾病或癌症，即会出现生命危机，作者把它称作生命断裂危险期，把因此而引起的死亡现象，称作生命断裂。如果说人的中年时期，或称更年期既是人生的危险阶段，也是寻求安然的过渡最佳时期，因此说如何平衡地渡过这一“风浪”时期则成了一般人和医师所引以为重视的重大问题。为了进一步告诉读者如何平衡渡过人生断裂期并达到长寿的目的，下面让我们重点地研究两个课题：“生命抛物线”和“生命倾台”。

生命曲线示意图

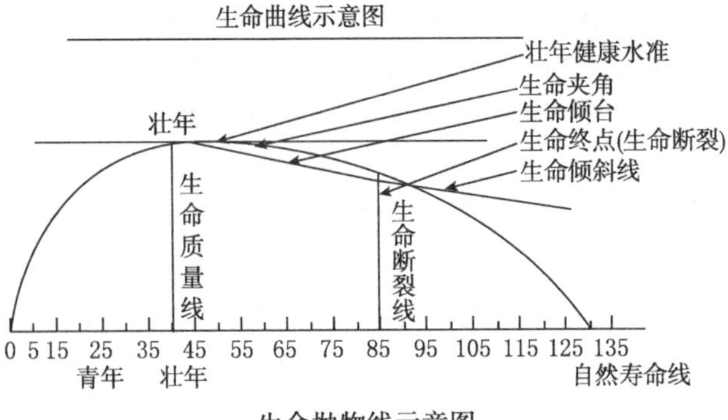

生命抛物线示意图

生命抛物线是以一个坡形上升和下降的曲线描述人的出

生、少年、青年、壮年、老年，直到死亡的一条生命轨迹，它真实地描绘了人和世间万事万物的生长消亡过程。从这条曲线中我们可以看到要想延长人的生命，只有在下降的抛物线上寻找出路，即尽量保持与顶点相对平行的壮年后倾斜线，使抛物线尽量地缩小与顶峰水平线的夹角，并使其延伸得尽量长一些，这就是延长生命的唯一方式。这一曲线向我们揭示了，为了使人更长久地维持在最佳的中年的健康水平，必需延长中年的抛物线长度，从而延缓衰老速度，使生命由于中年与老年的时距延长，而达到健康长寿的目的。这一可以说是人为延伸的倾斜线就是我们所说的“生命缓坡”。倾斜线与顶端水平线夹角越小，反映保健措施越有力；斜滑的抛物线越长，反映生命延缓越久，寿命也就越长。为了达到这一目的，人类就必须创造良好的自然社会氛围，改善营养活动条件，增强防病防衰的能力，这就需要在老年保健上下功夫。

老年心理保健是延伸生命倾台的基石

死对每一个人来说都是一件恐惧的事，死是宣告一个精神、物质载体的消亡。除那些为人类革命事业奋斗终生的革命者，他们寄希望于人类美好事业的实现而视死如归外，一般的人也应该科学而客观地看待死亡。首先要知道人体的精神物质组合，本就来源于自然，中医称之为“禀天地之灵气”，汇聚而成生命。而当一个人实现存在的价值，踏完他的人生里程，心脏和脑停止了活动，宣告死亡之后，作为人的生命虽已经消亡了，但是作为精神的载体，物质的人体它将化为另外一些物质永恒于宇宙之中。具体地说它是以构成人体的有机质碳、氢、氧和无机质钾、钠、钙、镁、铝、铜、锌等元素永远游移于天地之间或作新的生命组合。因此一个真正的唯物主义者，他将会安然地迎接必然到来的死亡而充满寄托的声称“我将与天地同在，与宇宙同存”。同时作为生命的符号，在人成家立业，养育子女之后，子女则成了父母生命的延续，这一大自然的伟大造化，则使一个人的生命符号永远以活的形式永存于世，这则是人们常确信称道的“蓝天高，大海深，后继有人”的原因，认识了这一必然的规律，人们对死亡就不那么恐惧，显得更加坦然。人有了不怕死的信念，生命的韧力便增强，这是健康生活的基石。

（一）心理失落的预防

有人说忧郁是健康的敌人，而老年的心理失落则是加快老化，导致衰老，甚至是促进死亡的重要因素。因此进入老年期的人，首先是筑好抗御衰老的第一道防线，抗抑郁。

伟大的思想家孔子曾称：“三十而立，四十而不惑，五十而知天命。”即指聪明的人在 30 岁的时候，事业就应该有个头绪，并明确了目标；40 岁的时候则对人世间的大是大非问题，即有了比较明确的我见，能够分清是非曲直了；而到了50岁的时候，则对宇宙间事物的发生、发展、演变、消亡的规律，既可以洞察又可予以把握了。当然对于人的自身归宿也有了明确的认识，面对缓缓的人生归途，“快乐、健康、益寿延年”则成了这一段生命历程的主轴。然而，生命的现象是进入老年期后，人的体力衰退，精力不济，生活热情下降，许多人有船到码头车到站，此生行将了结之感。特别是随退休期的到来，一些被迫离开自己为之奋斗数十年的事业和工作，由于缺乏心理准备而出现突然的心理失落。表现为怅然若失，惶惶然终日无所归依，烦躁悲伤使原来昂然而立的精神支柱，动摇欲倾，甚至出现精神恍惚，难以自治的状态。它可引起嗜睡，失眠，食少，厌食，闭门不出，致使抗病能力锐减易于患病。作者把这一证候称为退休综合征。追究其根源则是心理失落所造成，因此进入老年期的人群，防止心理失落则成了首要任务。

如何防止或减轻心理失落呢？承认老是人生必然现象，坦然地接受“老了”的客观事实；珍惜晚年的可贵时光，充实晚年的生活内容，争取健康长寿是其要旨。其次，对自己的事业前景要有一个客观地勾画，切忌期望值过高，充满责任感、使命感、紧迫感是正常的心理状态，而对老人则必须加上“量力而行”的座右铭，超现实的追求往往是心理失落的根源，不去想力不从心的事，不去担任难以胜任的工作，不奢望不可能达到的目的，不去比难以比较的事物，以坦荡的胸怀坚定有力地步完人生最后的旅途，防止无所事事。许多进入老年的人们，离开了火热的工作岗位，步入相对冷清的家庭，由于缺乏志趣和爱好，便有无事可做，无所适从的失落感。无所事事是非常可怕的事，它使人心无所主，没有了依托，甚至觉得活着没有了意义，虽然有人打趣地说“好死不如赖活着”，但无所事事的赖活着的确也难过，而且难活得长久。所以除了那些有终身爱好的人外，所有步入老年岁月的人，都应该为自己寻求一到两种志趣和爱好。如读书、书法、球类、棋类、种花养鸟、垂钓等，此中读书是不可缺少的，保持每日2小时以上的阅读时间，内容可以择其所好，如读经史、哲学、人文、社会科学、自然科学方面的书籍。诗人培根曾劝人读书道：许多老年读者在阅读后，借史喻己，激起写作之念，有的竟写出许多传世的佳篇，写作使人心性活跃，生活充实，有了依托。书画爱好，乍看只是舞弄笔墨，然另一奥妙之处则是健身。在行书作画之时，必须双足稳立，腰肢微曲，精神及一身之气皆贯注于臂，其运作机理与气功站桩相似，久而久之则气血调和，体魄健壮，故书法家、画家长寿者多。其他各种爱好也各有其长，均可选择一二。

（二）不停止的思维活动

首先要为自己规范一下不该想和必须想的内容，所谓不该想的是在纷繁的世事中那些令人消极、苦恼和激愤的事。如人为什么非要老，为什么要实行退休制度，退休让我无所事事，退休让我蒙受了多少物质、精神损失。在职的人员不切实际的向往，难以兑现和升迁，不安于本职工作，人际关系中妒火中烧（嫉妒杀人），不恰当的攀比等，都是极为有害的。而要用现实的眼光，超然的姿态，理智的推寻，深透的洞察去观察、分析、处理身边发生的诸多事件，此中思维方式成了重要的一环。为了帮助大家维护正确的思维而有益于健康，下面谈谈在思维中要把握的几个要点：首先，老年人虽然体力、脑力有所不济，但就智慧功能而言，记忆部分则悄然转化为思考、分析、判断、归纳功能，后者则又是最可贵的“超智力”部分，故有人说老年是成熟的季节，收获的季节，做“家”做“大家”的季节，作者以为不论是从事社会科学和自然科学研究和实践的人们，当自己的知识积累，分析、综合能力、洞察实质的本领进展到一定程度的时候，虽然各自研究的课题、方向、类别、手段，甚至成果截然不同，但他们所研究的轨迹都无一例外地归宿于同一哲学的原理，作者把它称作爬山效应。因为当你在登山时，只要不抵达峰巅，你是无法看到你的两个侧翼和对面景物的。一旦你登上顶峰，即可把前后左右的景色尽收眼底，了如指掌，并得出“一览众山小”殊途却同归的道理。比如就“动力”研究看：动力在人可使人进取，动力在物可让火箭升空，孙子兵法用于战争治国，也作为方法被引用于自然科学的研究，不同的研究范围、门类、手段，结果却反映出了同一的规律。这样拔高自己，立于巅顶，让视野涉猎到事物的全面，使思维向客观靠拢，向规律贴近，结果正确地认识即会跃然脑际，在郁积中能想通问题，通达情怀，对学问的研究则会胸中了然，高人一筹，成为“大家”。要达到如此境地一是不休止地读书，二是不休止地实践，三是不休止地思考。

在思维的方式上，许多中年人因自己的经验丰富，常形成偏见和成见。这样在处理家庭、社会、工作问题时则出现钻牛角尖，走死胡同现象，弄得大家不快，自己也很苦恼。为了改善自己的处境，改造自己的思维定式则成了许多中老年人的重要任务。这里介绍一种思维模式，称作“换座思考法”或“我若是他”。即当你在生活、工作中与对方出现了矛盾之时，请先考虑自己的情由后，毅然地转过身来，坐到对方的位子上，为对方想一想，这时你会感到对方有自己的客观情况和出发点。由于位置坐得不一样，对同一事物的感受也就不一样，因此，出发点产生了不同，分歧即出现了。通过为对方想一想的做法，客观地了解到对方的利害所在，从而理解他的出发点，在感情上必然的靠近一步，为协商解决问题架起了桥梁，甚或消除一场纷争。在遇到一场分歧时，你不妨试一试。

再者是活跃自己的思维，俗话说“一心归门里”、“一心无二用”，它强调办事、思考问题必须专注不二，这是正确的，但对已成年的人来说，应学会使用“二重思维”。什么是“二重思维”呢？即在同一个空间和时间，人的思维屏幕上出现两个问题的思路，譬如一边倾听会议的发言，一边思考另一个问题的解决办法，并能自如地把握别人发言的重点，作出笔记，而又能理出解决问题的一、二、三条意见。这样不但提高了办事的效率，节约了时间，更重要的是活化了我们的思维，锻炼了脑力，大家都知道中年一过，随着老年的演进，人脑子的表面积、重量和体积均在慢慢地缩小，其反应、思维、记忆的能力也在日益减退，并直接地影响人体的全身老化。思维活动能够延缓这一过程，增加单位脑组织的活力，维护脑的功能，二重思维即是最佳的锻炼手段。

为了保护大脑的功能和在衰老期的活力，人们必须要求自己不停止地思维，也可称为不懈怠的思维。就是只要在我们醒着的时候，就得进行思考，关心周围的事物，寻找有益的思考课题，进行认真地思考，并得出尽可能正确的结论。这是积极的人生态度，它会使人觉得身心振奋，充实而具意义。

不停止的思维指的是人在一个周天之中要有一定的目的和容量的思维，并不是把人淹埋在冥冥思绪之中。人的思绪必须要有弛有张，思考问题的力度有集中和散漫，在一个时限里专心致志于一个问题的思考，则为紧张和强力度思维，它会使人很快进入疲劳，甚至难以承受。所以必须要有休息，即弛。在休息期思维是不会停止的，它因外界事物的存在和变幻而缓慢进行着。这时思维的方式则常因其为基础，这种思维则属于低力度，散漫型，即由感而发，无明显定向，无需有一定答案的思维。

人在中年之后，往往会出现思维中断和空白现象，思维中断后，使人再也想不起来，刹那前想的是什么问题，苦苦追忆，才能延续上或再也想不起来。思维空白则是刹那间脑际一片空白，什么也没有了，作者称为“白幕现象”。这一情况向人们提出的是“老年脑力衰弱了，思维机制迟钝的表现”，面对这一现象，办法只能是主动积极的思维经验告诉人们经过主观积极的思维锻炼，这种现象可以减少和消失，所以也不必为此而害怕，重要的是有计划地加强思维的锻炼。

（三）善作友往

为了减轻老年人易于产生的孤独和郁闷感，以及对周围的人和事容易产生反感和不满意情绪，为了避免愤怒、悲哀和愁苦的发生，中年以后应强化与外环境的联系。多参加集体活动和交朋友是相当重要的，交友可使感情畅达地交流，寻找到良好的谈心、倾诉对象。人是需要倾诉的，缺乏倾诉能力或压抑而不能倾诉的人，必然引起疾病的发生和突然暴发的危险。中医认为缺乏流畅的感情交流必然引起气血的郁滞，这一病理变化的结果则会导致食欲不振，消化不良，胸脘痞塞，大便干结，呼吸不畅，叹息不止，失眠多梦，心烦易怒。迁延日久，还可能导致高血压、心脏病、脑血管疾病和癌症。而郁怒的突然暴发则会使家庭关系紧张，破坏生活氛围，制造更大的烦恼，于健康更加不利。交几位知心的朋友，进行思维的交流，展开热烈的倾诉，使欢快的情感逐走郁怒的乌云，迎来晴朗的天际，是不可忽视的。

中国几千年的文化背景，中国人忍辱负重心态，一方面说明了这个民族的良好素质，然而如前所述，对郁怒处理不当，于健康是很不利的，有人主张不要让自己太委屈，因此在不损及别人情怀的前提下，选好倾诉对象，还是一吐为快好！如果郁怒已使你无法控制发怒，那最好的办法则是发泄一下，一位哲人曾经说："当难以遏制你的愤怒的心情，那你就以激烈的语言倾诉，如委屈的痛哭，撕毁你面前的报纸或抓一把筷子砸向地面。"之后，你会感到轻松多了。当然斥责、痛骂要伤害别人，把事情弄得更糟，甚至会引起人们因不满而远离，破坏的氛围久久甚至永远难以恢复，工作遭受损失，带来更多的人更重的心理负担。所以说发怒不是释怨的最好办法，那么就只有采取转移的办法了。人们尝试着在最郁怒的时候选择激烈活动方式，如奔跑、逛游、拳击、怒吼也可以达到释怨的目的。然而这多出现在年轻人，对中老年已不适用了。因此说最好的方法仍然是尽量避免郁怒的发生，及时地倾诉，这是中老年唯一可选择的。

（四）与恶癖作斗争

许多中老年人，因常年生活环境的影响，使自己养成一些习惯，有的则成积习，甚至养成癖。习惯是自我经验的体现，如严格的守时，夜卧早起，午间休息等都是良好的习惯，如果养成不良的习惯。如没有时间概念，好睡懒觉，喜吃开水泡饭，不按时解大便等。如果养成的习惯已不利健康，为别人所厌恶，甚至有伤风化那就是恶癖了。如用手指剔牙、挖鼻孔、抠脚丫、嗜酒、嗜烟、嗜毒、喜嗅女人们的脚臭、喜食腐败的鱼肉等。大凡染上恶癖的人，都有严重的心理障碍，有损健康长寿，均应禁绝。

动静观在延伸生命倾台的应用

如何在中年以后，掌握运动保健方法，以保持健康，延缓衰老，防治疾病，为人们所关心。人到中年，机体开始衰老，组织器官的功能减退，耐受性逐渐变弱，因此已不适应剧烈的体育活动。探求适应中老年健康和运动方式成了热门话题，各种健身方法应运而生。虽然方法各异，但多数锻炼方式都把握了中年以后人体逐渐老化的要领，如网球、乒乓球、台球、门球、太极拳、站桩功、放松健身操、老年迪斯科、交谊舞等。在以上诸多的锻炼门类中，大体可以分为三大类，一类是根据人体运动需要有明确的锻炼部位，经过专家编排好的节律，有节奏的运动，如各种健身操、太极拳、站桩功、老年健身舞等。其优点是有规律、节奏感，动作规范，作者把它称作是程式运动；另一类则为锻炼的个体根据自己的需要和喜爱，进行自身可以承受的运动，它没有定势、口令和规范动作，时间和场地也没有固定的要求，如转颈旋动腰臂、膝、踝部，屈伸颈腰，蹲下起立等，作者称为随意活动。以上两种运动各具特色，又各有局限。根据目前的运动模式，交谊舞是最为理想的运动方式，它集程式运动的规范、随意运动的自如，随音乐节奏而活动肢体，不停的视触判断和思想语言交流，使肢体和脑部的反射、思维都积极地活动着，使体脑得到同步的锻炼，从而更有利于身心的健康。作者认为中年以后，交谊舞活动是值得提倡和推广的。此外，学会自身按摩，也是一种休息和锻炼的好方法。如把按摩与经络穴位结合起来则效果更佳，如用点揉头部穴位巅顶、太阳、风府、风池、大椎，既可治疗头昏晕痛，又可放松头面部肌肉，达到休息的目的。躯干和四肢部位的穴位按摩也可达到同样的目的。

一、动静结合

广义地说，动静指的是人体的活动和休息。狭义地看动静却指的是在运动的范围内有动态和静态两种方式。前者指的是人体有苏醒和睡眠两种状况，睡眠是一种相对休息，苏醒则是相对活动。即使是在活动状态，精力的集中与松弛，肢体的运作和休止也是呈现相对的动静状况，譬如说集中精力阅读、发言、思考。写作是大脑的活动状况，而浏览、闲谈、思绪放松，以及闭目养神则都是相对的静态，即休息。

人是需要休息的，睡眠是休息的主要方式，那么一个人正常的睡眠时间应该是多少？进入中年以后的睡眠有什么变化。成人的正常睡眠时间一般是 8 小时，随着年龄的逐渐增大，许多老人的夜睡眠时间有减少的趋势。可是人们发现老人的打盹现象和要求午睡的倾向明显，有的则形成固定和午睡习惯，这实质上是一种睡眠补偿。而睡眠的深浅和梦幻太多也直接影响睡眠的质量。但每天余下的 20 个小时左右的时间全用于体脑工作也是难以胜任的，此中一半的时间，大约 8 小时左右是需要采取其他的方式进行休息的，如散步、与朋友闲谈、工间运动、看电影、电视、小说等，这既是积极的，也是相对的休息方式。许多人误认为休息即是睡眠，用睡眠代替所有方式的休息。而效果恰恰相反，非但因睡得过多而睡不着，反而破坏了正常的睡眠周期，使夜睡眠周期得不到保证，出现浅睡、睡不着的情况。更不好的则是中医所说“久卧伤气”，过多的睡眠使得精神委顿，全身困乏无力，思绪呆板，甚至出现郁积现象，因此要戒却过多的睡眠，把它用于积极的休息。

清晨是运动的最佳时间，此时空气新鲜，进行健身体操、健身舞、快步走、太极拳、站桩功等锻炼为最好，时间一般掌握在一个小时左右。经过锻炼会感到全身轻松，精神振奋，可保证一天的良好情绪和工作效率。

二、动静功

在传统的健身方式中，练功是一门独特的锻炼方法，它具有动功和静功的不同。所谓静功指的是卧功、坐功、站桩功，静功不完全静，而是外静内动的一种相对的运动。如站桩功，从外表上看一动也不动，而此时人体却感到全身发热、出汗，心、肝、脾、肺、肾、胃、肠等五脏六腑都在加强运动。动功指的是行步功、五禽戏、太极气功、八段锦、自发运功等。它是以有节奏、有规律的程式锻炼为主的。一般身体虚弱，久病方愈，运动受限，老年体衰者，多选择静功，而体力强健的青壮年则多选用动功。作者以为采取动静结合的运动方式最为妥当，它既可直接锻炼机体的肌肉、关节，又可以调和人体的气血津液，使五脏六腑气机通达，功能加强。譬如晨起选择太极拳功法，睡前选择站桩功或坐桩功、卧功的锻炼方法，既可使肢体灵活，又可使气机畅达，气血调匀。

作者根据自身练功的体验，觉得中年以后方开始锻炼的人，除选择交谊舞活动外，又可选择静功相配合。

有关交谊舞优点前面已作了介绍，现在我们介绍静功的锻炼要领。静功是一种独特的自我锻炼方法，也是医疗与体育相结合的健身活动，它是以发挥人体的潜力通过调身（姿势）、调心（意识）、调息（呼吸）的功夫，锻炼精、气、神，调整内部功能，以增强体质，抵抗疾病，达到健康长寿的目的。这种通过自身掌握的练功方法，只要有信心，有恒心地坚持锻炼以调整人体内部功能，调动自身的潜能，使人体的主观能动性得以发挥，就能体轻身健，精神饱满，从而增强防御疾病，延长寿命的目的。美国成人教育家卡耐基曾向人们介绍过一种放松休息法。让休息者取平卧位或端坐位，取平卧位者上下肢平睡体位，双目合拢，呼吸平稳，舒展眉宇，心中默念“放松”，每次放松时间约 20 ~ 30 分钟。采取坐位时，可端坐椅上，双膝呈 90°屈曲，两手放在膝上，闭目默念。在放松中曾出现全身发热、发麻、发胀，甚至手足血管搏动感。下颌放松会出现面部很难看的情景或流涎现象，对流涎可咽入腹中。以上是外静内动的明显表现，从外观看似乎人处于静止，实际上体内的五脏六腑都在加强运动，流涎即是胃肠蠕动加强的反应。此时呼吸多为吸静呼动状况，此法很像打盹也酷似我国气功中静功放松功法，以调意、调气、调息为主。如不进行默念而把意念集中于一朵花或一轮明月之上，称为"一念代万念"之法也可。时间久了，不行默念或集中于一念之上，脑际若能呈现一片"空白"则收效更好。此法随处可做，方便易行，每日可做2～3次，做后会感到头脑清新，通体松快，紧张感、急躁情绪消遁，从而解除疲劳，提高工作效率。值得一提的是中老年后，许多人都有年华已逝、事业未成的紧迫感和愁苦情绪，加上人近更年期，情绪不稳，从而易于烦躁，迅速疲劳，加快衰老，所以学会放松以消除紧张迫急感。

放松法虽是一种功法，然确是一种非常好的休息法，它简便易行，效果明显。许多有放松经验的人把放松用于方方面面、时时刻刻，在怒不可遏之时，一经放松便即意念清心，烈焰成池；在愁容满面、哀叹不止之时，一经放松，便即心境欢愉，死水成泛；在放荡不羁、欲念纵横之时，一经放松，便即步入规范，情归理达；在大喜若狂、得意忘形之时，一经放松，则心平气和，躬身检点。"放松"不仅是练功强身之法，还使人身轻体健，解除郁怒、疲劳、烦躁、暴怒。放松常取闭目养神之法，一位颇得放松要领的人，说过这样一段坐汽车的体会，会坐汽车的人，是微闭双眼，放松关节、耷拉脑袋，让身子自然的沉落于软席之中，若烂泥一般，如此这样，坐上几个小时，下车后还是不觉疲劳、通体轻松，不加休息，还可以再工作几个小时。研究证实，闭目不视，即可节约人体耗能的25%，节能本身即可降低代谢，延缓衰老，并保证工作时精力集中、高效。许多做放松功的人都有容颜年轻、精力充沛的现象，因此说它也是一种延缓衰老的方法。

预防学说在延伸生命倾台的意义

在人生周期中，特别是中年之后，疾病是经常发生的。总体可分两类：一类是常见病，多为冒受暑湿寒热或病毒细菌感染，脏器功能失调等。另一种是老年性疾病，即中年之后，人体脏器老化或以上疾病迁延而成，如高血压、心脑血管疾病、糖尿病、白内障、青光眼、老年性慢性支气管炎、前列腺炎、运动系统功能障碍等。以上疾病，发生在年轻人的身上则易于康复，如果发生在衰弱的老人身上，不仅会变成缠绵难愈的慢性疾病，甚至会引起死亡。如支气管感染引起的咳嗽可导致久治难愈的老年性慢性支气管炎症，衰弱的老人可能死于感冒后的肺部感染或心力衰竭。因此老年健身防病是延年增寿的重要一环。

怎样做到防病？除化解心理不适，注重身体锻炼，还应该掌握疾病的预测知识。有关这方面的著述很多，作者就其要领，谈谈易于把握的内容。

一、疾病预测

1. 体质预测

前面介绍过，人群有素质之差，中医分阴虚、阳虚两大类。阴虚型日本人称干瘦型，由于这类人的物质基础不足，功能相对亢进，因此中老年发病常呈亢奋、消耗状态，如心脏病、心绞痛、高血压与中风、脑溢血、脑血栓、骨质疏松症、贫血症、糖尿病、便秘、痔疮、白内障、青光眼；阳虚型日本人称水毒型，这类人呈物质基础过剩，功能衰弱，中老年后多发生增生性疾病，如癌症、乳腺癌、前列腺癌、脑血栓、关节炎、溃疡症、黄疸、肝硬化、胆结石、肾结石、膀胱结石等。掌握自身体质即会了解自己的发病趋势如何。

2. 性格预测

它与体质类型相关，因为性格更易外露，可直接帮助疾病判断。故另列一则介绍，人们常把性格类型分为两种：性格外向又称兴奋型，性格内向又称抑郁型。外向型者，精神易于兴奋，易于满足，肢体活动快捷，兴趣感表达欲和倾诉能力强，常呈过度消耗，形体瘦削。中老年后发病除具阴虚型特点外，还表现为突然发病，病程较短，随情绪波动而加重，除易患高血压、中风、心绞痛、便秘疾病以外，还有糖尿病、尿崩症等。内向型者，精神情绪呈稳定，甚或抑郁，肢体少动，难以满足，不善不愿表达，倾诉能力差，消耗缓慢，形体丰肥。发病缓慢，病程偏长，呈慢性消耗性，临床易患肿瘤、癌症一类疾病及肥胖症、老年慢性支气管炎症等。

3. 家族预测

家族的遗传因素，在中老年病中起很重要的作用。作者观察到在易患高血压、心脏病的家族，老人可以数代死于脑溢血、心脏病，而几无癌症发生；相反，食管癌、胃癌、肝癌、乳腺癌、糖尿病则又表现出明显的遗传倾向。了解这一情况，切断遗传链成了人们研究的重要课题。

4. 职业预测

职业与中老年后患病关系密切，矿工易患矽肺；理发师多见下肢静脉曲张；长期伏案工作的人则易患颈椎病而出现诸多的综合征如眩晕等；搞化工职业者的肝、肾中毒；从事放射工作者的白细胞、血小板减少，出现免疫能力的低下和出血倾向等。

5. 地理环境和生活经历

直接影响疾病发生的情况，如地区性缺碘出现的甲状腺肿和缺硒发生的大骨节病。

6. 饮食预测

饮食习惯可诱导某些疾病发生，如高盐、高动物脂肪饮食引起高血压，高糖和不加节制的摄入则易引起肥胖症，粗纤维、粗糙过热的食物易引起消化道肿瘤、胃肠病变或痔疮，嗜酒引起肝硬化，吸烟是引起肺癌、老年性慢性支气管炎的重要原因。

7. 压力预测

承受精神压力的大小直接影响某些疾病的发生几率。轻者会出现周期性偏头痛，引起皮肤病，如湿疹（皮炎）和瘙痒，以及官能症如痉挛性结肠炎、消化不良和十二指肠溃疡；重者可引起威胁生命的疾病如严重的慢性高血压、心脏病、胃溃疡、关节炎、气喘和糖尿病等。研究表明在遭受压力时极易招致病菌特别是病毒的侵袭，妇女经期受压力会引起月经不调、骨盆部疼痛、房事不爽、经前紧张，多毛症以致引起卵巢功能紊乱导致的无法排卵。

二、定期的健康检查

中年以后要养成关心健康、发现不适的习惯，每年一次和不适即查的做法可以及早发现和治愈一些危及生命的疾病。乳腺癌、子宫癌、鼻咽癌、胃癌因早期发现和手术生存期可以延长 20~25 年之久。高血压、心脏病的早期发现对其缓和终止症状不无好处。学会发现不适即行自查也很重要，许多妇女的乳腺癌均为患者自己所发现。原因不明的头痛、眩晕、胃部不适、腹部胀满、鼻衄、尿血、便血都必须立即去医院检查。

看医生，接受医生的检查和治疗是非常重要的。但是医生的检查和医嘱，可能因科属的单一而产生片面的结论。技术的专一化、知识向某一侧面的集中、长年经验的积累造就了许多技能精良的医生，但也不可排除出现了一些守成的经验家。知识和经验致使他们产生偏见和片面，在对受检查者进行检查思考过程中，可能出现因偏见而引起的误诊和漏诊。为了弥补这一不足，在诊治疾病的过程中，不妨“举一反三”，即请一位医生诊病的同时，要提请会诊和另请几位有经验的医生进行咨询。作者使用此法检查和诊断病人，避免了许多失误，挽救了许多生命。

因前面所提到的原因，专科化了的医生，对某一系统的疾病病因、症状、诊断、治疗知识掌握得十分全面，多年的临床积累了丰富的经验，甚至形成了一整套学说理论或作出创新的贡献。然而专门化，导致了单一化。

掌握阴阳学说指导进补法则

一、补法

（一）补阴阳

中医认为，人体疾病的发生是体内阴阳失调的结果，阴阳失调是一切疾病病机的共同特征。故应“谨察阴阳偏胜而调之”。

人届老年，常有阴阳的偏衰，当以补其不足。临床上阴虚多表现为午后潮热、低烧、手足心热、盗汗、咽干口燥、两目干涩、烦躁多梦、腰酸腿软、大便秘结、苔少、舌质红且瘦、脉细数等。治法上以补阴为主，常使用麦冬、沙参、玉竹、玄参、山萸肉、山药、熟地、黄精、女贞子、龟板等，代表方如左归饮、麦门冬汤、六味地黄丸等。阳虚者多表现为畏寒肢冷，口淡不渴，喜热饮，食生冷则腹痛腹泻，或胃脘冷痛，腰膝酸软，小便不利或清长、水肿、阳痿、不孕、便溏、舌质胖嫩，色淡苔白滑，脉弱或沉迟无力等。治法以壮阳、温阳为主，药用肉桂、附子、干姜、鹿茸、海马、锁阳、杜仲、肉苁蓉、沙苑子、冬虫夏草等等，代表方如肾气丸、右归饮等。然由于阴阳之间有互根、消长、转化等规律，故互调阴阳时，应兼顾阴阳双方，不可偏执。

（二）补气血

气和血是人体生命活动的动力和源泉。年老体衰，气血常常不足而出现气血亏虚的临床表现，例如久病不愈，气血两伤，或先有失血，气随血耗，或先因气虚不能生化而继见血少，以致气血两亏，而有少气懒言，自汗乏力，面色苍白或萎黄，心悸失眠，舌淡而嫩，脉细弱等症状。治法上采用气血双补，多使用人参、黄芪、白术、党参、当归、川芎、白芍、熟地等药物，常用方剂如八珍汤、十全大补汤等。

（三）补脾胃

脾胃为后天之本，气血生化之源。如果饮食不节，病后体虚，都可损伤脾胃的功能而出现胃脘痞满，隐痛绵绵，食入难化，嗳气作呃，甚则呕吐，便溏，脉细，苔薄白等临床症状。治以益气运中，调和脾胃，使用木香、砂仁、半夏、陈皮、党参、白术、茯苓、甘草等，常用方剂如香砂六君子汤之类。

（四）补肝肾

肝肾同为下焦，肾藏精，肝藏血，精血互生。肾精不足，肝失濡养，从而引起肝肾阴亏的证候，表现为面色憔悴，两颧嫩红，头眩目干，腰膝酸软，咽喉干痛，盗汗，五心烦热，或大便艰涩，男子遗精，女子经水不调，或带下，舌红无苔，脉细。治以滋阴降火，使用知母、黄柏、熟地、龟板、猪脊髓等，常用方剂如大补阴丸之类。

二、泻法

（一）泻肝、风、痰、火法

肝风痰火同出一源，情志郁结，郁而化火，火随气升，上扰清宫，形成肝火上炎，肝气化火，阳气暴涨，火盛生风，风火相煽，血不归藏，随气火横窜经脉，上冲巅顶，均可致大厥，即今指脑血管意外，如脑溢血、蛛网膜下腔出血。肝阳素旺，横逆犯脾，脾运失司，内生痰浊；肝火内炽，炼液成痰，以致肝风夹杂痰火，横逆经络，蒙蔽清宫。

1. 清泻肝火法

肝火上炎症见胁痛，呕吐，眩晕、头痛，狂怒，耳鸣、耳聋，吐衄，舌尖边红，苔黄或干，脉弦数。治法清泻肝火，药用龙胆草、夏枯草、青黛、芦荟、黄芩、黄连、黄柏、栀子、丹皮、板蓝根、大青叶、茵陈、大黄等，常用方龙胆泻肝汤、当归龙荟丸等。

2. 平肝息风法

肝风内动症见猝然昏仆，不省人事或抽搐，吐涎，项强，四肢挛急，不能曲伸，角弓反张，手足面唇等部有蚁行感，眩晕，头痛，舌体歪斜颤动，或昏厥之后出现口眼㖞斜，语言蹇涩，半身不遂等，舌红苔薄黄，脉弦数。治则平肝潜阳息风，药用天麻、钩藤、石决明、杜仲、牛膝、桑寄生、益母草、夜交藤、生赭石、生龙牡、生磁石、龟板、鳖甲等，常用方为羚羊钩藤汤等，证候危重者，当选用至宝丹、牛黄清心丸治之。

3. 清肝息风、豁痰开窍法

肝阳暴涨，阳升风动，气血上逆，夹痰火上蒙清窍，可见突然昏仆、不省人事。风火痰热之邪，内闭经络，可见面赤，身热，口噤手握，气粗，口臭，便闭，苔黄腻，脉弦滑等。治法清肝息风、豁痰开窍，药用羚羊角、菊花、夏枯草、蝉衣、丹皮、生地、龟板、白芍、全蝎、蜈蚣、竹沥、天竺黄、胆星、郁金、菖蒲等，常用方羚羊角散等。

（二）泻食积法

老年人，脾胃功能减弱，若饮食不节，或过食生冷油腻、不洁之物，皆可伤胃滞脾，而致胃脘疼痛，痞满胀饱拒按，嗳腐食臭，厌食，呕吐酸腐，大便秽臭，时作泄泻或干燥，舌苔厚腻，脉滑实。治法消食化滞，和胃降逆，药用神曲、山楂、茯苓、莱菔子、连翘、半夏曲等，常用方保和丸等。

（三）泻痰浊法

老年体衰，中阳不振，运化失职，水谷精气可聚而成痰；或肾阳不足，水气不化，聚饮成痰；或肺气不宣，水饮不化，聚而成痰。痰浊之邪停留机体，症状可见胸部痞闷，咳嗽痰多，恶心呕吐，腹泻，心悸，眩晕，皮肤麻木，关节痛或肿胀，皮下肿块，或溃破流脓，久而不合，苔白腻，脉滑。治法泻痰浊，药用半夏、陈皮、茯苓、皂角、白矾等，常用方二陈汤等。

（四）祛瘀活血法

老年阳气虚损，鼓动无力，血行缓慢；或肝郁气滞，血行受阻；或寒入经脉，血为之凝滞；或热入营血，血热互结，血为之瘀结而成瘀血。瘀血症状可见刺痛，痛处不移，拒按，紫绀，或见肿块，肌肤甲错，舌紫暗或有瘀斑，脉细涩。治以活血祛瘀，药用桃仁、红花、丹参、三七、赤芍、益母草、当归、鸡血藤、蒲黄、五灵脂、乳香、没药、玄胡、泽兰、川芎、郁金、水蛭、虻虫、姜黄、月季花等，常用方桃仁四物汤、血府逐瘀汤。

（五）祛风散寒除湿法

风寒湿邪侵袭人体，闭阻经络，气血运行不畅，可致肌肉筋骨、关节发生酸痛、麻木、重者屈伸不利等多种临床表现，相当于现代医学风湿性疾病等。治以祛风散寒除湿为主，药用羌活、独活、防风、威灵仙、肉桂、附子、防己、乌头、薏苡仁、川芎、桂枝等。常用方有防风汤、乌头汤、薏苡仁汤等。

三、五脏补法

（一）心脏虚证的补法

1. 补心气

心气虚表现为心悸、气短、憋气、动辄喘息、自汗、汗多，面色㿠白，倦怠乏力，胸闷不舒，遇事而惊，舌质淡胖嫩，脉沉细弱或兼结代促数。治法补益心气，可选用人参、太子参、党参、黄芪、白术、茯苓、茯神、远志、枣仁、麦冬、大枣、甘草、小麦等，常用方如四君子汤、养心汤。

2. 温心阳

心阳虚除心气虚证外，多兼畏寒、肢冷，面部和四肢浮肿，喘息，面色苍白或有紫青色，心前区闷痛，口唇青紫，舌质紫暗，脉迟涩。严重者可表现为四肢厥冷，汗出淋漓，晕厥昏迷，脉微欲绝。治以补心气，温心阳并举，可选用人参、黄芪、肉桂、桂枝、附子、干姜、薤白、菖蒲、大枣、紫河车、鹿茸、鹿肉等，常用方如当归四逆汤。

3. 养心血

心血虚表现为心悸，怔忡，失眠多梦，健忘，头晕，面色无华，心烦，舌淡嫩，脉细弱。治以养心血为主，药用当归、熟地、丹参、鸡血藤、阿胶、何首乌、龙眼肉、紫河车、白芍、桑椹、大枣、枸杞子、黄精、灵芝等，常用方如四物汤。

4. 滋心阴

心阴虚表现为心悸，失眠，多梦，头晕，五心烦热，骨蒸潮热，盗汗，口渴，咽干，颧赤，腰酸，遗精，舌红而瘦，苔少，脉细数。治以滋阴养血为主，用西洋参、沙参、麦冬、五味子、女贞子、生地、熟地、玉竹、石斛、枸杞子、龟板、鸡子黄、百合、灵芝、柏子仁等，常用方如补心丹。

5. 养心安神

主要针对心虚所引起的神志方面的症状，如心悸、易惊、失眠、多梦、健忘、甚至精神失常等。治法养心安神，可选用茯苓、茯神、远志、酸枣仁、柏子仁、五味子、益智仁、女贞子、菖蒲、夜交藤、合欢花、合欢皮等，代表方如酸枣仁汤。

6. 强心法

强心法主要是指直接改善心肌功能，治疗心功能不全的方法。其药物主要有人参、麝香、蟾酥、干蟾皮、生山楂、附子、肉桂、茶叶、阿胶、仙鹤草、三七、玉竹、白芷、万年青、玄参、桂枝、夹竹桃、洋金花、北五加皮、鹿茸、黄芪、补骨脂、地黄、犀角、麦冬、女贞子、甘草、连翘、酸浆果、络石藤等。

上述几种补心法仅能理解为补心方法的几个方面，在临床之时要善于灵活机动地进行结合、化裁、增益、并把握住适当的剂量。

（二）肺脏虚证的补法

1. 补肺气

肺气虚表现为咳声无力、语音低微、呼吸微弱，懒言音怯，慢性咳嗽、面色㿠白，舌淡嫩，苔薄白，脉细弱。治疗用补益肺气法，可选用人参、黄芪、茯苓、白术、甘草、山药、五味子等，常用方如补肺汤。

2. 养肺阴

肺阴虚表现为干咳少痰，咽干喉痛，或咯血，盗汗，口渴，声哑甚至失音，手足心热，失眠，五心烦热，骨蒸潮热，午后颧赤，舌红少苔，脉细数。用滋阴润肺法治疗，可选用西洋参、麦冬、天冬、沙参、百合、玄参、贝母、生地、熟地、梨、白木耳、猪肺、燕窝等，常用方为百合固金汤、养阴清肺汤、沙参麦门冬汤。

（三）脾脏虚证的补法

1. 补脾气

脾气虚表现为面色萎黄，肌肉瘦削，四肢无力，倦怠萎软，气短喘促，头目眩晕，厌食纳少，食后嘈杂作胀，脘闷腹胀，饮食不化，吐酸水，恶心嗳气，胃痛绵绵喜按，唇淡无华，脱肛或子宫下垂，水肿，小便不利，大便溏泄，肌衄，便血，妇女月经过多、崩漏等，舌淡胖多有齿痕，脉虚无力。治法健脾益气，可选用人参、党参、太子参、黄芪、山药、白术、茯苓、薏苡仁、莲子、谷麦芽、甘草、大枣、饴糖之类，常用方如四君子汤，六君子汤、香砂六君子汤、参苓白术散。

2. 温脾阳

脾阳虚表现为胃脘隐痛，喜按喜温，腹部冷痛，口苦泛冷涎，大便溏薄，五更泄泻，形寒肢冷，面色白，舌淡胖嫩，脉沉迟无力或弱。治以温补脾阳法，选用人参、黄芪、干姜、附子、荜茇、肉桂、补骨脂等，常用方为理中汤。

（四）肝虚证的补法

1. 补肝血

肝血虚主要表现为视物昏花，面色苍白，四肢麻木，青盲雀盲，眩晕，两胁隐痛，失眠，鸡爪风，手足蠕动震颤，爪甲薄脆变形，皮肤瘙痒，月经量少色淡，脉弦细，舌质色淡。治以养血补肝，选用当归、白芍、阿胶、首乌、鸡血藤、木瓜、熟地等，常用方如补肝散。

2. 养肝阴

肝阴虚证见肝区隐隐作痛，心烦易怒，头晕眼花，两目干涩，口干口苦，手足心热，骨蒸潮热，盗汗，舌红苔少，脉弦细数。治以滋补肝阴，可选用生地、熟地、白芍、山萸肉、枸杞子、女贞子、墨旱莲、首乌、沙蒺藜、龟板、鳖甲、乌梅等，方如一贯煎、归芍地黄丸、左右归饮。

（五）肾虚证的补法

1. 滋肾阴

肾阴虚表现为头眩，腰酸腿软，遗精，健忘，骨蒸潮热，盗汗，五心烦热，口渴，咽干，头目眩晕，耳鸣，耳聋，颧赤，遗精，消渴，舌红且瘦，苔少，脉细数。治以滋阴补肾法，可选用熟地、女贞子、冬虫夏草、黄精、龟板、鳖甲、黑豆、桑椹、玄参、天冬、麦冬等，常用方六味地黄丸。

2. 温肾阳

肾阳虚主要表现为腰酸腿软，小便不利或反多，水肿，阳痿，不孕，畏寒肢冷，大便溏泻，动则气喘，呼多吸少，苔白滑，舌质淡胖嫩，脉弱尤以尺脉明显。治疗用温补脾肾法，可选用鹿茸、鹿角胶、鹿鞭、海狗肾、海马、蛤蚧、补骨脂、杜仲、锁阳、巴戟天、肉苁蓉、沙苑子、胡桃肉、狗脊、附子、肉桂、仙茅、胡芦巴、续断、淫羊藿等。常用方剂为右归丸。

五、补药的煎法、服法与常用补药

补药药性的发挥和疗效的好坏，与其煎服法是否正确得当有密切的关系。因此谈谈补药的煎服法甚为必要。

（一）煎法

1. 用具

煎药多采用砂锅陶瓷煲，而不用金属器皿。因为金属易与药物中的某些成分发生化学反应，而使药物变质变味或产生沉淀物，影响有效成分或产生副作用。

2. 煎液

煎药常用自来水或清洁的河水、井水。有时也可加入其他液体，如加酒煎药，是为了增强药物的通经活络作用；加醋煎药，是为了药物入肝或增强收敛作用；加米泔水煎药，则为了抑制药物的燥性或增强健脾作用。

药物用水多少，以药物完全浸泡，水过药物一两横指为度，还应根据药物吸水的多少、煎药时间的长短、头煎二煎的不同，而适当增减加入的水量。一般情况下，植物药多孔隙，应多加水，难煎药、时间长及头煎药都要多加水。

3. 火候

指煎药时的火力强弱。补药一般都应武火（急火）烧开，文火（即慢火）煎煮，才能使有效成分充分煎出。

4. 先后煎

补药中的贝壳类、骨质类，应先煎半小时后，才下其它药物。如无先煎药物，一般都是一剂药同时煎煮。

5. 另煎和烊化

另煎是单独煎煮。贵重补药如人参、冬虫夏草等应另煎。烊化是将药物放热水或药汁中溶化，如胶类药物则应烊化后服用。

（二）服法

补药一般应煎两三次，将药汁分取两三次服完，即每煎一次，服用一次。急救时，几次煎得的药汁可一次服完。

治疗肺心病的药物，一般应在饭后30分钟服用；治疗肝肾病的药物，一般在饭前30分钟服用；补阴而滋腻的药物应在饭前服用。

补药一般宜温服。昏迷者，不能自服，可采用鼻饲法。

以上为补药的煎服法，补药也可以像食品那样采用通常的烹饪法制作服用。

（三）通常的补药补品介绍

1. 常用补药

补气药：人参、西洋参、党参、太子参、黄芪、五味子、山药、白术、甘草、白扁豆、五加皮、灵芝、茯苓、黄精。

补血药：熟地、阿胶、当归、山楂、白芍、龙眼肉、鸡血藤、何首乌、枸杞子、桑椹子、槐实。

补阴药：麦冬、天冬、玉竹、石斛、女贞子、旱莲草、山萸肉、冬虫夏草、沙参、百合、黄精、灵芝、柏子仁、龟板、鳖甲、玄参、知母、泽泻、桑寄生、黑芝麻、糯稻根。

补阳药：鹿茸、鹿角胶、鹿鞭、狗鞭、海狗肾、海马、蛤蚧、紫河车、九香虫、补骨脂、杜仲、续断、锁阳、肉苁蓉、巴戟天、仙茅、淫羊藿、菟丝子、沙苑子、骨碎补、韭菜子、狗脊、胡芦巴、干姜、肉桂、附子、胡桃肉、蛇床子、黑大豆。

2. 常用补品介绍

补气食品：栗子、糯米、粟米、花生、莲子、榛子仁、荔枝、大枣、猪肚、猪肾、野猪肉、羊肚、黄羊肉、牛肉、牛肚、鼠肉、驴肉、鸡肉、鸡肠、鸽肉、鸽卵、鹌鹑、鲫鱼、黄鳝、泥鳅、章鱼、鲢鱼、海参、熊掌。

补血食品：胡萝卜、龙眼肉、葡萄、猪心、猪肝、羊肝、羊胫骨、羊脊骨、牛肝、牛筋、鸡肝、猫肉。

补阴食品：梨、桑椹、椰子浆、椰子瓤、饴糖、甘蔗、白砂糖、芝麻、豆腐、豆腐浆、小麦、白木耳、菠菜、松子、猪肺、猪胰、猪脑、猪蹄、羊奶、牛奶、兔肉、白鸭肉、绿头鸭肉、乌骨鸡、鸡蛋、鸭蛋、蜂蜜、鱼鳔、龟肉、蛤蜊肉、鳖肉、燕窝、鹿骨。

补阳食品：羊肉、羊肾、狗肉、鹿肉、洋鸭、麻雀肉、雀卵、虾。

体质学说与养生

由于人们对长寿的追求，讲求“养生之道”的越来越多。然而，有的人在加强锻炼、讲究营养、陶冶情怀之后，收效并不明显。这是什么缘故呢？经过观察分析，发现在许多原因中，未掌握好素质与养生的关系是个很重要的因素。

环顾周围的人群，你会发现人们胖瘦不均、面貌各异、行为有别，似乎没有一个相像的人。但只要细致观察一下，就会逐渐发现人群中大致可分为两大类：一类体型多肥胖，行动迟缓或少动，态度悠然，喜静好睡，睡中鼾声如雷，且喜食香燥醇厚饮食；另一类则体型多瘦削，行动轻捷，精神抖擞，喜说好动，睡眠较少，睡中多梦，饮食喜清凉爽口。人们把这种自然差异称之为体质不同。

不同体质的人，不仅在日常生活中有不同的表现，疾病中的表现亦各有异。比如，同患感冒一症，除主要症状外，胖子则常表现为头昏重痛，嗜睡羞明，肢体沉重乏力，口淡多津不欲饮水，喜食辛辣浓味的东西，小便清而量多，大便稀薄。而瘦者则常是烦躁不安，睡眠不好，四肢发热，口干咽燥饮水多。喜食清凉食物，小便量少作热，大便秘结。以上两种素质的人，祖国医学常把他们称为阳虚湿盛和阴虚火旺。

人们既存在着素质、生活习性及疾病表现的不同。那么，在养生方面也应有着不同的要求。一般说来，应该本着祖国医学阳虚温阳、阴虚滋阴的原则分别对待。

在运动方面，阳虚湿重的胖子，宜进行较大幅度、高速度的运动，如快跑、举重、各种球类等，多出一些汗为好。阴虚火旺的瘦子则适于进行缓慢轻松的运动，最好是进行慢跑、快步行走、体操以及气功中的静功锻炼，不宜多出汗。

在动与静、醒与眠的安排上，应控制胖者的过多睡眠，早起晚睡或不睡午觉。对瘦子则应增加睡眠的时间，避免睡眠之前思绪纷纭，难以入睡，克服睡中多梦、易醒。为达到这些目的又必须安排好足够的工作量或运动量，切忌无所事事。调整好自己的情怀，使自己在睡眠前有既疲乏而又安然的感觉，以便很快入睡。

精神调节方面，阳虚湿盛的胖者，应本着以动扰静的原则，训练自己热爱生活，富有激情，努力向上，增加激动频率，使自己的心胸欢快、畅然。不宜愁思繁绕，情绪低沉，若有所失，对一切抱着冷漠的态度，在无欲的状态下生活。而对于阴虚火旺的瘦者，则应本着以静制动的原则，训练自己稳健的个性，学会沉思冥想，控制自己的激情，减低自己的激动频率，使自己若有所思，若有所得，在善于满足的心境中生活。不宜心神浮动，情绪持续高潮，对一切充满着激情而又不求甚解，在多念头的动荡中生活。

饮食的选择，应本着以清淡滋养瘦者，以辛香助胖者化湿的原则。瘦人应多食蔬菜、水果，菜肴宜清凉爽口，多用汤类，少食浓烈香燥的食品，烟酒自应戒除。而胖者则可多食些浓烈香燥的菜肴，少食滋腻荤腥等难以消化的食品，少量饮酒每可舒筋活血，然不可过饮。

在进服补药方面，也应本着以上原则。瘦者需用清补之剂，诸如：银耳、西洋参、珍珠粉、阿胶、蜂乳、六味地黄丸，以补不足之火为宜。胖者则可选用扶脾燥湿补气之品。诸如：白干参、鹿茸、归脾丸、参芪膏、制黄精之类，以益气健胃、除湿化痰。

当然，人的体质并非绝然分两类，人是万物之灵，个体之间千差万别，以上两类只是大致的区分。胖人火盛、瘦者兼湿的情形亦是兼而有之的。而且人的体质不是一成不变的，随着年龄的增长，特别是成年、更年期、衰老期的到来或长期营养不良，烈性传染病和慢性疾病之后，都会引起体质的衰退。甚至随着人的文化水平的不断提高和知识积累的日渐增多，人体素质也会随之变化。因此，我们必须因时、因人而异，灵活分析自己的习性和生活规律，掂量阴阳的盛衰，物质与功能即人体阴阳的平衡状况，来选择自己在养生中行之有效的方法。

中医“忌嘴”学说的渊源及其实践经验

在民间医学宝库里，珍藏着一门“忌嘴”的学说。它包含着预防疾病和治疗疾病的丰富内容。是我国劳动人民和医生们在与疾病斗争的过程中，积累下来的宝贵经验，有普遍的实用价值，值得我们重视和进一步探讨。

“爽口物多终作疾”，指的是饮食没有节制，酒食无度会给人们带来各种疾病。一旦有了疾病，就得吃药治疗，忌嘴就显得重要起来。譬如感冒的人，不宜吃生冷辛辣的食物，因为它会刺激上呼吸道而加重咳嗽、咽痛等症状，使病程延长。患消化系统疾病，除忌食辛辣生冷外，一些不易消化的食物也不宜吃，因为这些食物会刺激胃肠，加重胃肠负担，甚至会加重病情，引起久久难愈的慢性病。又如患高血压、心脏病、肝脏疾病的人，则要忌食高脂肪及酒类，因为这类食物除会加重病情外，还会带来严重的恶果，上面的例子说明了忌食的重要性。

随着群众文化水平的提高和医药卫生知识的普及，忌食逐渐受到了各方面的重视，是一件大好事。但是，由于对忌食的意义、内容、方法了解得不多，在群众中也产生了很多谬误的做法。特别是对病人具有督导任务的医务工作者的一些不慎重的说法，给预防、治疗疾病带来了一些弊端。甚至，直接影响病人的康复。

什么是忌嘴？一般地说：忌嘴指的是病人在饮食方面的注意事项。不论急性病人，还是慢性病人，或者是慢性病人在病情已经有所好转或稳定的情况下。为了防止病情的加重或复发，需要注意很多事件。而忌嘴则是这些事件中很重要的一件。譬如伤寒病的恢复期，由于过早吃了硬质食物，可以引起肠穿孔大出血，称为“食复”，病人常常因此丧命。这就是不忌嘴带来的不良后果。又如慢性肾炎的患者，需要不吃或少吃食盐，否则就会造成钠盐在体内潴留，全身明显浮肿，甚至引起疾病的加剧和发展，这也是不忌嘴的后果。再如患有变态反应性疾病的人，在找不到明确的病因时，必须考虑食物引起的变态反应这一原因。经过详细的询问病史，发现每一个病例都是由于对一种或多种食物引起过敏反应的结果，如荨麻疹一病，就往往由蚕豆、鸡蛋、茶叶、西红柿、咖啡等食物引起。找到了病因，就必须忌食它们，不然，就会造成疾病的反复发作。甚至并发肾脏、心脏、关节方面的疾病。

怎样才能正确处理好忌嘴一事呢？首先，必须明确我们忌嘴是为了达到消除对疾病的不良因素，提高机体的抗病能力，从而使治疗达到预期的效果，以使病人早日康复。不可不加分析地一概不忌或一切都忌，譬如急性肝炎的病人，我们除了强调休息，给予适当的药物治疗外，在饮食方面给病人高糖、多种维生素，而不给高蛋白、高脂肪一类的食物。因为，急性肝炎的患者，肝细胞呈弥漫性的损害，胆汁代谢紊乱，机体消化吸收蛋白质、脂肪的能力降低，多吃了这类食物，会加重胃肠负担，引起高血氨症，造成恶心、呕吐、腹胀、腹泻的加重，削减了机体的抵抗力，延长病期。如果在已有高血氨症的情况下，不注意，又进食了大量的蛋白食物，还会加重高血氨症，引起肝昏迷。所以，我们强调这类病人要少吃或短时间内不吃这类食物。

慢性肝炎的病人，忌嘴原则就有所放宽。因为，这时病情呈慢性进展，机体处在慢性消耗的情况下，机体需要大量的热量来维持生理功能，对营养的需求也大大增加。在消化系统功能较好的情况下，我们可以适当的给以高糖、高蛋白质、大量维生素类食物外，还可以给予少量的脂肪类食品，是不会产生不良影响的。但是，这类病人仍然不能过多食用脂肪类食物，要是长期食用高脂肪食物，还会造成肝脂肪变的恶果。对这样的病人我们采取不忌嘴或什么都不准吃的做法，都是不对的。

忌嘴还和人们的素质有密切关系。人群中大约有两种不同类型的素质。一种称为水毒型体质，祖国医学称为阳虚湿盛的人。这些人，多肥胖，表现为面色苍白，面目四肢浮肿，食量小，食后肚子作胀，大便稀薄不成形，同时伴有四肢无力，具怕冷多汗、喜静怕动、精神萎靡的特点。这类人如果生了病，一般多为寒证。表现出口不渴，不愿饮水，四肢冰凉，实质上是机体的组织机能呈低下和抑制状态，饮食上则表现出喜欢吃香辣厚味的东西。对这类人在日常生活中应劝其少食生冷油腻不易消化的食物；在生病的时候，就要强调忌食以上的食物了。因为，这类食物会加重症状，延长恢复期，对病人不利。另一类称为筋骨型体质，祖国医学称为阴虚火旺的人，这些人多消瘦，表现为面色发黄或两颧潮红，四肢瘦削，咽干口燥，喜动少静，易于激动或发怒。这类人如果患病，一般多为热证，口干、咽喉肿痛，喜饮水或饮大量凉水，全身发热或低热不退。其实质是机体物质基础不足而功能代谢相对亢进。他们在饮食上表现为喜食生冷瓜果等凉性食物，如果在患病中，就要强调忌食香辣上炎的食物。以上说明，根据忌嘴与人体素质的关系掌握分辨人体素质的要点，对临床饮食禁忌是有很大帮助的。

忌嘴一事，不是一病即忌，一忌到底的，疾病的不同阶段，应有不同的忌嘴内容。例如一个急性菌痢的患者，发热、腹痛、下痢赤白、里急后重的症状非常明显时，我们让其禁食有刺激性辛辣香燥、不易消化、粘腻生冷的食品，而给予高热量、易消化的流质或半流质饮食。一旦病情好转，症状消失，食欲增加，消化功能恢复，我们就必须为病人配制具有高营养价值的蛋白质、肉类和少量脂质食品，这样对加速康复是有利而无弊的。如果此时仍然坚持这也忌那也忌的做法，即会引起营养不良，抗病能力下降，使疾病迁延而成为慢性菌痢。

一些病人，由于对忌嘴的意义认识不清，或医嘱不明确，于是，在忌嘴一事上造成了一些混乱或偏颇。表现较突出的有两种情况，一是认为人生了病，就要加强抵抗力，怎么能不吃具有营养价值的食品呢？于是不去考虑病人的食欲减退，消化、吸收能力差的情况，采取百无禁忌做法，结果造成症状加重、病程拉长，甚至带来严重后果。另一种则是，一生病，不问青红皂白，不管什么病，什么期，一概忌嘴，而且一忌到底，弄得草木皆兵，结果使病人得不到必需的热量，机体储备力量下降，抗病能力减弱，以致正气不能战胜疾病，也会造成不良的后果。

为了处理好病人在病程中的忌嘴问题，我们医务工作者首先要对忌嘴一事有足够的重视，本着维护机体正常需要和抗病能力的原则，根据病人的不同素质，正确处理不同疾病、不同病期的忌嘴事宜。病员也要与医务人员密切配合，接受医生的督导，严守忌食原则，从而达到实事求是，不偏不废，既利于病，又利于健康的目的。

"秋冬收藏说"在中医进补中的应用

我国民间历来有着数九寒天吃补药的传统习惯。每年"冬至"以后，从头九开始，到九九为止，一些身心虚弱，年老体衰，大病、久病不愈，或妇女分娩，外伤失血病人，常吃一些补益气血，强壮身体，提高抗病能力的药物。

为什么要在冬季进九以后使用补药呢？祖国医学认为：春生夏长，秋收冬藏是万物生长的规律。因人体在春夏季节里，活动较多，消耗明显，易于出汗，营养不易吸收和储藏。到了秋收冬藏的情况下，机体活动少，出汗情况明显减少，营养物质易于吸收和储藏。在这个时候服用补药能达到增强体质的目的。这是千百年来劳动人民和医生们在和疾病、衰老斗争的过程中积累的宝贵经验，值得重视和进一步探讨。

补药的种类很多，诸如人参、燕窝、银耳、阿胶、蜂蜜、灵芝草，还有一些丸药、膏剂、鸡药等。这些药物确实具有治疗疾病、补益身体，延年益寿的作用。但有些人由于对这一疗法认识不够全面，从而产生了不少不够妥当的做法。

有些人不相信补药的作用，认为身体靠药是补不好的。为了弄清补药的作用，不妨先举个例子，比如说一张桌子，其中一条腿松动了，桌子便会放不稳，如不及时修理一下，桌子的其他部分也会松动，以至很快垮掉。如果早些修理，不仅继续使用，而且还会延长使用期。和桌子一样，人们在日常生活、劳动中，特别在疾病之后，身体都会受到一定的损害，如不及时治疗和滋补，就可能出现疾病反复发作，抵抗力日渐衰退，甚至加快衰老过程，所以给病人适当地使用一些滋补药物是可以增强体质、战胜疾病、延年益寿的。

那么，使用补药需要注意哪些事项呢？首先，应根据病人的体质类型、疾病种类、病史长短来选择药物，权衡剂量，合理服用。无的放矢地乱服补药，不仅不能药尽其力，反而会造成身体不适和一些不良后果。

比如，火气大的人，中医称为阴虚火旺，如果再给他们服用红参、鹿茸、全鹿丸、鹿角胶、桂附八味丸等温性药物，就会出现牙龈肿痛、口舌破溃、牙龈和鼻子出血。如果原来有高血压、肺结核、支气管扩张、痔疮出血的病人，还会引起老病复发。相反，寒湿较重，中医称为阳气虚弱的人，多有消化功能不好，精神气力不足的情况，如果让他们服用银耳、阿胶、蜂蜜、龟板胶、知柏地黄丸凉性补药，就会造成病人口淡无味，或流清涎，食欲不振，消化不良，大便稀薄，神疲、乏力，畏寒加重，甚至还会引起一些慢性病的复发。以上情况的产生，是因为违反了中医“热因寒用”、“寒因热用”的治疗原则造成的。

因此，在使用补药以前，一定要仔细考虑一下自己属于哪一种体质，最好请医生慎重斟酌一下自己的气血、阴阳情况，找出虚在何脏、何腑，妥善处方，以便有的放矢，药达病所，既能达到增强体质的目的，又能避免引起一些不良的后果。

补药究竟怎样使用呢？有些补药采用单味煎汁，比如人参，常取3～9g，文火久炖后服用。也有汤方，即根据病情由医生处方煎服的。此外，还有膏剂、丸剂等剂型。补药最好在饭前、饭后两小时左右进服。汤剂要温，不宜过凉。这样，一方面有利于药物的吸收，另一方面则可避免药物和饮食混杂，造成恶心、呕吐等反应。对于胃肠疾病或消化不良的患者，可以加用一些促进消化的药物，比如香砂六君子丸、二陈丸等，以防止服用后腹胀，不欲饮食，大便稀溏等现象发生。但不宜使用破气药物，如莱菔子、枳实、槟榔以及萝卜等。在服用人参时更要忌用破气药物，以免削减药效，同时补药的用量不宜过大，采取少量长服的原则。短时间的服用，往往难以达到预期效果。

最后，介绍一下别具风格的鸡药。它是我国民间倡行的补法，为很多群众所欢迎。制作方法是选用白色或黑色的老母鸡一只，杀死后去毛、除膛、冲洗干净，将预先备好的中药放在鸡肚内，或加水清炖，或隔水清蒸，待鸡烂汤稠后，即食肉喝汤。服后反应良好者，可9天1次，连服几次即可。

鸡药，主要以大补气血的中医方剂八珍汤为主加减而成。一般处方中有人参、黄芪、黄精、白术、茯苓、甘草、熟地、白芍、当归、川芎等。在这个方剂的基础上，还要根据病人阴阳气血的亏损情况，对症加减一些药物，例如腰痛的病人可以加用续断、桑寄生、枸杞子、山萸肉等，头昏晕的病人可以加用天麻、制首乌、桑椹子等；有外伤疼痛的人可以加用牛膝、广三七、红花、桃仁等。

但医学界至今对服用鸡药的看法不一致。比如有人坚持使用黑白老母鸡的做法，未免有些故弄玄虚。也有人认为老母鸡汤乃肉味鲜美的佳肴，与中药混杂蒸煮之后，弄得似鸡非鸡，似药非药，汤肉之味确实有些难以入口。胃肠功能不好者可能引起恶心、呕吐、腹泻甚至数日不能进食。因此，有人认为，不妨鸡、药分而食之。既可饱尝鸡汤之美味，又不减鸡和药物的滋补作用，岂不美哉。不过，议论之余，还需仔细考虑一下进补鸡药这一方法，乃是千百年来劳动群众在实践中摸索出来的一种补法，至今仍受到广大群众欢迎，是一种很有生命力的事物。因此，在我们还没有彻底弄清它的奥秘之前，切不可轻率地否定它。

肿瘤防治篇

舌诊在癌肿诊断中的意义

祖国医学，源远流长。在诊断各种疾病方面，积累了丰富的经验，对舌诊的研究也较深刻。许多舌诊经验至今尚具重要意义，结合现代医学进行探讨，很能发人深省。现就笔者在临床中使用舌诊诊断癌肿的体会，提供数例，报告于后。

晋某，男，59岁，芜湖市镜湖区医院医师。

患者于1974年底，突然上腹部疼痛。巩膜、皮肤轻度黄染，食欲不振、乏力明显而疑诊肝炎。经肝功能检查属正常范围。使用清利湿热的中药5剂，症状消失。1975年春节前夕，因饮食过量，又复出现上腹疼痛，巩膜黄染伴发热（T：37.9℃），又服中药5剂，诸症又退。同年5月20日突然剑突下剧痛，1日后出现明显黄疸，发热（T：38.9℃），再服中药7剂无效，而住医院治疗。因怀疑肝癌，作甲胎蛋白、碱性磷酸酶、超声波探查、同位素扫描，难以确诊。因病情日益加重，黄疸加深而组织会诊，主要意见为：①胰头癌压迫症；②胃肠肿瘤压迫症；⑧肝胆疾患仍不能排除。观察舌苔变化：舌质红润有泽，舌体未见青紫瘀点、瘀斑，舌中部薄腻苔，无厚腻腐蚀现象。结合望诊，面部及巩膜黄如桔子色（阳黄），未见黧黑。根据以上观察，认为可以排除癌肿。为了确诊，转上海肿瘤医院，行剖腹探查术，证实为十二指肠乳突炎，乳突充血水肿，致胆道阻塞而出现发热、黄疸，疼痛等症状，经治疗痊愈，至今健在。

郑某，男，71岁，农民，住芜湖中和坊32号。

患者有慢性肝炎病史，1975年11月出现右胁下阵发性剧疼，夜间明显，于右胁下可触及一10cm×6cm大小之肿块，活动欠佳，质硬，表面呈大节结状。超声波探查：提示右胁下肿块，大小同触诊。肝功能正常，甲胎蛋白1次阳性，碱性磷酸酶13U/L，而拟诊肝癌。观察舌苔：舌质红润，舌苔薄腻，无腐浊厚腻现象，于是提出异议。为了确诊，旋即行剖腹探查术，发现为一只肿大胆囊，行胆囊摘除术，同时取出混合型结石 20 余枚。术后情况良好，至今健在。

赵某，女，67 岁，农民，住安徽郎溪县，就诊日期：1976 年 2 月。

患者有高血压、冠心病史多年，1976 年 2 月因胸部闷痛加剧，伴喘息不能平卧等情况而就诊。心电图提示冠脉缺血明显而使用大量扩张冠脉药无效，病情明显加重。进一步作胸部 X 线摄片，发现全心扩大，心脏显示烧瓶样阴影。心包穿刺抽得少量血性液体，诊为渗出性心包炎，使用激素、抗感染药物无效。中医会诊，观察舌质淡紫，舌体两侧见青紫瘀斑数块，舌苔厚腻腐浊，根部更甚，轮廓乳头隆起，上覆有豆腐渣样分泌物。怀疑胸腔内肿瘤，尚难确诊，此后病情继续恶化，于同年 6 月 19 日死亡。尸解证实患者为纵膈肿瘤，病检报告胸腺瘤。

朱某，男，59 岁，干部。芜湖面粉厂工作，就诊日期：1973 年 11 月。

患者原有胃溃疡病史，1973 年 11 月病情加重，上腹部胀痛，食少嗳气，疼痛牵及背部往中医科就诊。观其人消瘦，面色晦暗，重度贫血。舌质淡紫而胖，舌体有青紫瘀点、瘀斑数处。舌中根部有腐浊厚腻苔，根部尤甚，且见轮廓乳头隆起，上覆豆腐渣样分泌物。高度可疑消化系统肿瘤，做 X 线胃肠钡剂造影，摄片，报告胃小弯外壁有一管状突出，并与十二指肠球相吻合，诊为先天性胃十二指肠瘘。由于病情继续恶化，而作剖腹探查术。发现胃后壁肿瘤，瘤体与十二指肠重叠，并有腹腔广泛转移，关腹后经中草药保守治疗，于 1974 年 11 月死亡。

汪某，男，65 岁，芜湖玻璃厂工人，就诊日期：1977 年 8 月。

患者慢性咳嗽十余年，曾诊为老年慢性支气管炎，近来咳嗽剧烈，轻度喘息，咳痰带血，来中医科就诊。察舌质淡紫色，有青紫瘀斑数块，苔水白而腻，苔根厚浊，舌轮廓乳头明显隆起，上覆豆腐渣样分泌物。因而疑为肺癌。胸部叩诊有实变体征，听诊右侧第2~3肋间呼吸音减低，伴明显支气管哮鸣音。X线摄片报告：右上肺见一约2.5cm×3.5cm大小肿物，边缘呈毛刺状，右上纵隔旁见淋巴结肿大阴影。诊为右上肺外围型肺癌，纵隔淋巴转移。查痰3次均见癌细胞，而最后确诊为右上肺癌肿。

王某，女，56岁，退休干部，原工作单位：芜湖市人民银行，就诊日期：1977年10月。

患者胃疼20余年，近来上腹胀满，嗳气，食后加重，甚则恶心呕吐。经中西药物治疗，时好时作，近月来发作频繁，腹胀、呕吐、疼痛加剧。做钡餐透视2次，第1次10月7日，报告为幽门口狭窄，有潴留情况；第2次于10月26日，报告发现胃小弯靠幽门部有4cm×5cm大小之占位性病变，而怀疑肿瘤。建议手术治疗，因患者对于手术有顾虑，而往中医科诊治。察其舌质红润，无青紫瘀斑，舌苔白腻而厚。中间发黄，但无腐浊情况，舌根轮廓乳头平坦而无豆腐渣样分泌物，认为无癌肿可能。慎重起见，劝患者行剖腹探查术。于11月21日手术，在X线诊断提示可疑部位发现一大小为1.5cm×2cm左右圆形溃疡，溃疡灶周围有充血水肿的环状隆起，黏膜皱壁向病灶呈向心性集中而构成X线假象。病理报告：溃疡灶伴周围黏膜炎变，无恶变情况。

龚某，男，40岁，芜湖市商业局干部，就诊日期：1976年5月。

患者长期低热，消瘦，曾于背部、腹部触及数个包块。经中药治疗，其他包块消失，唯左胁下仍可触及一6cm×8cm，质较硬，活动度欠佳，表面光滑之包块，同时伴有全身关节红肿、疼痛，已一年余。外科会诊疑腹腔肿瘤，因患者惧怕手术而要求中医治疗。观察舌质淡白胖嫩，但未见青紫和瘀点、瘀斑。苔白腻湿润，但无腐浊现象。轮廓乳头无明显改变。认为癌肿可能性不大，嘱其进一步检查：患者于1977年8月去上海华山医院行剖腹探查，发现原触及之包块为一巨脾，尚有副脾3叶，于左肋下互相重叠，经手术切除后，健康情况明显好转，关节红肿疼痛，低热现象均消失。

讨论：

（一）“舌”——人体内环境的“窗户”

舌是一个外露的组织，有其独特的构造和功能。除根部一小块舌骨之外，其余大部分是柔软的肌肉纤维和丰富的血管、神经和腺体等。舌的外面，包被着黏膜，上面满布各种乳头，在乳头之间又散布着许多“味蕾”。舌的下面，还密集着许多“舌滤囊”、“淋巴小体”和“腺导管”等等。从西医角度看，它和机体的几个重要系统以及体液都存在着密切的关系。从中医角度看“舌为心之苗”，与手少阴心经、足太阴脾经、足少阴肾经、足厥阴肝经都相连着，说明与心、肾、脾、肝关系密切。中医又称：“察其舌苔，可知疾病一二”，说明当机体发生疾病时，作为人体一部分的舌，必然表现出病理的变化。临床一些轻浅、局部的疾病，机体内环境改变轻微，舌苔尚能产生一些变化，并在临床上表现出来；而癌肿为一恶候，一旦罹病，体内即要出现癌肿严重侵犯，机体极力抗御，内环境产生重大改变和紊乱，舌苔也即产生一些明显的重大改变，临床观察意义也就更大。这是我们在癌症诊断中重视舌诊的原因。

（二）当人体处在健康状况时，舌质通常红润。当疾病发生，特别是慢性消耗性疾病，机体机能减退，代谢不良，贫血明显，循环障碍，代谢产物堆积，舌质必然发生色泽上的改变。如研究指出舌质青紫和有青紫瘀点、瘀斑，多与心肺疾病、微循环衰竭有关。肿瘤患者，随着瘤体的发展，引起机体慢性的消耗与中毒。恶液质就是这一情况的重要表现，多数癌肿患者均有血液系统的改变，如贫血、白细胞、血小板减少，血凝机制也随之发生变化，观察多数癌肿患者，都有不同情况的出血倾向和微循环不良的现象。作为暴露的脏器舌来说，由于构造特点，表现就更加突出了。因此，我们把观察舌质当作诊断癌肿的一个重要部分，认为舌质红润为正常，舌质青紫，出现青紫瘀斑、瘀点为体内有慢性消耗性疾病存在，配合其他诊断方法，弄清诊断。

（三）舌乳头之间有丰富的味蕾和腺体，它们分泌大量的腺液和代谢产物。正常情况下，我们可以见到薄白润滑的舌苔；当机体处在疾病的状况时，分泌随即增加，由于病理方面的改变，可以见到薄腻苔，中心厚腻苔，根部厚腻苔、干白苔、黄糙苔、黑糙苔等。而笔者观察多数癌肿患者的舌苔，多见舌中心、根部有明显增厚的灰浊、白浊、烟黄甚至呈豆腐渣样的苔。同时轮廓乳头隆起，上布腐浊厚腻或豆腐渣样苔较为显著。

综上所述，在癌肿诊断中，首先注意患者的病史情况，利用舌诊初筛出一批可疑患者，再结合临床其他方面的详细检查，搞清诊断。初筛标准：舌质色泽红润，未见青紫舌或青紫瘀点、瘀斑，而舌苔薄白微腻，苔根不厚者可初步排除癌肿。慢性病容（如出血、浮肿、神疲乏力等），舌质淡紫或有青紫瘀点、瘀斑，舌苔腐浊厚腻，苔根尤甚，轮廓乳头形态改变显著者，列入怀疑范围，进一步全面检查，以期确诊。凡以上情况又经一再检查，尚难确诊者，不能马上排除癌肿，需进一步观察。此外，临床一些疾病如：风心病、冠心病、老慢支、肺心病、肝硬变、慢性肾功能衰竭等，也可出现舌苔方面改变，临床需注意鉴别，以免误诊。

（四）利用舌诊初步筛选癌肿病例的方法，尚很粗糙，理论方面的探讨也很肤浅，有待进一步探查、研究，加以提高。但是，由于目前诊断癌肿的方法不多，水平较低，设备也欠完善，使用舌诊一法进行初筛，在节省人力物力方面，其意义还是很大的。

笔者设想，在实践中，进一步观察大量病例，找出舌苔在癌肿患者身上的特异性表现。使用现在的科学技术，从生理、病理、生化、细胞学方面进行探讨，是一定可以找出一条中西医结合诊断癌肿的新路来。

肿瘤放疗、化疗毒副反应的中医治疗探讨

放射治疗和化学药物治疗是恶性肿瘤的主要治疗手段，然而其毒副反应很大，表现为胃肠消化功能障碍、骨髓抑制、肝功能损害、神经毒性反应、皮肤黏膜的炎性反应以及免疫功能低下等等，从而使放、化疗不能顺利进行，严重影响了疗效。为此，国内医家在应用中医药防治放、化疗毒副反应方面做了大量的工作，并取得了一定的疗效和进展。本文试就近年来国内发表的文献资料作一总结，探讨中医治疗放、化疗毒副反应的治则规律。

一、清热解毒

癌症患者在放、化疗中出现的毒副反应表现为热毒内蕴的较多，因此清热解毒为常用的治法。如李振权等用双料喉风散（牛黄、珍珠、黄连、冰片、甘草、山豆根、青黛等）治疗35例鼻咽癌放疗后的口咽部反应，结果显效12例、有效16例、无效7例，表明了双料喉风散有显著的消炎止痛效果。浦鲁言用金银花露治疗肿瘤放、化疗口干978例，结果平均有效率为80.5%，并能改善纳呆症状，且使白细胞回升。冯所安用鼻咽灵（山豆根、麦冬、半枝莲、石上柏、白花蛇舌草等）治疗鼻咽癌放疗毒副反应226例，结果显效25例、有效177例、无效24例，总有效率为87.38%。徐伯平等用龙胆泻肝汤加减治疗放、化疗后合并带状疱疹11例，结果全部治愈。赵景芳报道，清热解毒法能减轻皮肤照射反应，治疗放射性口腔咽喉炎、盲肠反应等。

二、益气养阴

放、化疗后，机体阴精耗伤，阴虚者又多伴气虚，表现为气阴两虚。因此益气养阴亦为常用治法。如易凡用益气养阴法

分4型辨证治疗102例鼻咽癌慢性放射性炎症，结果显效44例、有效49例、无效9例。陈泽涛等用益气养阴方（太子参、黄芪、茯苓、白术、黄精、生地黄、天冬、麦冬、旱莲草、女贞子、小蓟、半枝莲、白花蛇舌草、蒲公英）联合化疗治疗急性白血病170例，结果完全缓解62.35%，总缓解率70.59%。动物实验表明，益气养阴方有提高化疗药物的敏感性、增强其杀伤白血病细胞的效力，减轻其毒性、保护骨髓、促进造血等作用。金长娟等用黄精五味方（黄精、生黄芪、五味子、北沙参、女贞子）治疗51例原发性支气管肺癌化疗患者，结果治疗后白细胞明显提高，总有效率为76.5%，与输血、输白细胞和激素治疗相接近。王羲明等将益气养阴法应用于恶性肿瘤手术放疗后的患者67例，结果全部生存1年以上者18例（占26.8%），生存3年以上者32例（占47.8%），生存5年以上者15例（占22.4%）。生存10年以上者2例（占3.0%）。蔡晓虹等用具有补肺益气、养阴润燥功能的银耳辅助30例恶性肿瘤的化疗，结果显示该药减轻了化疗中出现的毒副反应，改善了患者的一般情况，保护和调节患者机体内环境，提高和稳定细胞免疫功能。偏阴虚者，可单用滋阴法，如张玉琴等用滋阴法分5型辨治霍奇金淋巴瘤放、化疗后的患者40例，结果1年生存率为80%（32/40），5年生存率为52.5%（21/40）；并发现滋阴疗法可以提高机体的免疫功能，增强机体的抗肿瘤能力。孙琳等用六味地黄口服液与抗肿瘤药物联用，对60例恶性肿瘤病人进行对比化疗观察，结果显示六味地黄口服液不仅能减轻化疗后毒副反应，而且具有增强机体免疫功能的作用。马世平等研究表明六味地黄煎剂对环磷酰胺引起染色体损伤有明显的保护作用。阴虚有热者采用养阴清热法，如刘浩江用养阴清热汤（生地黄、玄参、麦冬、南沙参、石膏、连翘、桃仁、丹皮、甘草、金银花）治疗食管癌放疗反应42例，结果显效29例、好转3例、无效4例，总有效率为90.4%。徐荣涛采用竹叶石膏汤防治恶性骨肿瘤化疗毒副反应18。例，结果显效5例、有效10例、无效3例，总有效率达 88.3%。

三、健脾益气

脾为后天之本，气血生化之源，放、化疗后多出现食少、恶心呕吐、眩晕、倦怠、贫血、腹泻等毒副反应，治疗使用健脾益气法多能收效。如季宇彬等的研究表明，补中益气汤可显著提高环磷酰胺的抗癌活性，降低环磷酰胺的毒副反应。李佩文等报道人参、黄芪、四君子汤、补中益气汤及黄芪建中汤等，可以减轻放、化疗毒副反应症状，增强机体细胞免疫和体液免疫，对抗放、化疗的免疫抑制作用，消除自由基，保护正常组织，提升血象，促进骨髓造血功能。许殿元等应用健脾益气为主的癌复康（黄芪、党参、生地黄、熟地黄、仙人掌、三七、丹参、牛黄、麝香等）加化疗治疗进展期胃癌术后的患者 96 例，结果 5 年生存率为 49%，显示该方具有保护骨髓造血功能、减轻消化道反应、避免心肝肾功能损害的作用。朱树宽用升陷汤加味（黄芪、升麻、柴胡、三七、桔梗、阿胶）治疗宫颈癌放疗后便血 11 例，结果痊愈 9 例，好转 2 例。邱佳信从分子生物学角度研究了四君子汤等药物，发现可以阻止 5-Fu、阿霉素等化疗药对非癌细胞（V_{79} 细胞）DNA 单链断裂的增加作用，从而有效地保护了这些非癌细胞，减轻了它们被化疗药物杀伤的程度，并阻断了化疗药物的致癌作用。胡素坤报道党参与环磷酰胺配伍，不仅使移植肿瘤的实验动物开始死亡时间推迟、平均存活时间延长、日存活率提高，而且对肿瘤体积和重量的抑制均有统计学意义。

四、健脾补肾

一些学者认为，脾肾两虚是放、化疗毒副反应的主要病机，主张从脾从肾论治。如中医研究院广安门医院胃癌研究组用脾肾方（药不详）治疗胃肠癌化疗反应患者 46 例，结果发现健脾益肾方药有减轻化疗药物消化道反应的作用，并具有保护骨髓功能的抑癌作用。经过统计，Ⅲ期胃癌 5 年生存率为

53%，Ⅲ期大肠癌5年生存率为68.5%。汤铭新等实验表明：健脾益肾冲剂（党参、白术、枸杞子、女贞子、菟丝子、补骨脂等）可以增强和保护巨噬细胞和T细胞功能，增强化疗药物的疗效，减轻化疗药物的毒性，抑制癌细胞转移，从而发挥抗癌作用。宁春红等用健脾益肾方剂（药同上）治疗326例晚期胃癌术后化疗毒副反应的患者，结果提示该方在提高完成化疗疗程率，改善全身状态和消化、造血功能，以及部分免疫功能等方面，具有良好的作用。

五、补益气血

放、化疗毒副反应以虚证为多，常表现为气血亏虚，因此补益气血法运用相当广泛。如李顺山等用扶正升白汤（太子参、白术、黄芪、茯苓、鸡血藤、阿胶、丹参、当归、穿山甲、煅皂矾、枸杞子、菟丝子、紫河车、黄精、熟地黄）治疗103例因放、化疗引起的白细胞减少症，显效率达88.35%。提示本方对机体免疫、造血功能均有改善作用，能有效地消除肿瘤化疗毒副作用。刘振学用当归补血汤加味（当归、黄芪、白术、防风）治疗放、化疗骨髓抑制有明显的防治作用，并对其他系统毒副作用也有治疗作用。马凤友用鸡枸菟煎剂（鸡血藤、枸杞子、菟丝子、大枣）治疗化疗中白细胞下降患者23例，显效10例、有效12例，总有效率为95.7%。杨宝印等用补血扶正汤（黄芪、当归、熟地黄、枸杞子、何首乌、阿胶、紫河车、鸡血藤）治疗癌症放、化疗病人33例，结果说明该方具有显著升高血红蛋白和白细胞的作用，且患者全身情况及精神较服药前好转，食欲改善，夜寐转佳。韩淑琴等用扶正法（党参、黄芪、白术、枸杞子、黄精、女贞子、熟地黄、川芎、当归、白芍、鸡血藤、麦冬、甘草）治疗肿瘤化疗的病人，结果提示上述方药能调理肠胃功能，保护骨髓，促进造血，保护心肝肾及各内分泌器官细胞少受药毒的伤害；同时可提高机体免疫力，增强抗癌能力，抑制癌瘤的增长，甚至对癌细胞有一定程度的杀伤作用。

六、活血化瘀

近年来发现，活血化瘀药既可减轻化疗副作用，又可增强肿瘤的血流灌注量，有利于抗癌药物、免疫制剂及机体免疫活性细胞充分作用于瘤细胞，从而提高疗效。潘继明在扶正方剂中加一些活血化瘀药，既能减轻化疗副作用，又能增强肿瘤的血流量，有利于抗癌药物充分作用于癌细胞，提高疗效。周菊英以扶正祛瘀法（茯苓、黄芪、党参、川芎、丹参、郁金、红花、土茯苓）治疗肿瘤化疗所致急性肝损害30例，显效23例、有效3例、无效4例，无一例恶化，总有效率86.7%。郭振华报道，丹参能激活病人的巨噬细胞，使鼻咽癌病人淋巴细胞中ACP增高，吞噬功能增强，并有防止巨噬细胞Fc－R因照射而被破坏的功能。张丽琴等报道，当归可使受辐射损伤的家兔白细胞数量在9天后恢复正常。

七、和胃降逆

恶性肿瘤放、化疗毒副反应中，消化道反应最为突出，主要表现在恶心、呕吐、纳呆等，故常使用和胃降逆法治疗。如封菊秋以和胃涤痰兼止呕的2号养胃汤（半夏、枳实、陈皮、茯苓、竹茹、生姜、甘草、党参）对癌症化疗患者随症加减治疗，中药组未出现消化道反应占43%（43/100），对照组则为18%（18/100）。徐怀文用降逆汤（茯苓、生甘草、旋覆花、代赭石、香橼皮、远志、焦三仙、刀豆子、丁香、姜半夏、姜竹茹、陈皮、柿蒂）治疗肿瘤化疗消化道症状37例，结果恶心呕吐、纳差等症状明显较对照组轻，经统计学处理，有显著性差异。刘浩红报道化疗的胃肠道反应主要表现在脏腑功能失调，故治以和法最为适当，而临证表明，和法又当以调理脾胃为核心，可使化疗后的胃肠道反应迅速改善。杨秀文等使用辛开苦降法（黄连、木香、砂仁、枳壳、草果、茯苓、法半夏、陈皮、甘草、干姜）治疗40例化疗引起的胃肠道症状患者，结果有效39例、无效1例。徐瑞荣等以温胆汤加减

（竹茹、枳实、半夏、橘皮、茯苓、甘草）治疗 87 例急性白血病化疗胃肠道反应患者，结果服药后 48 小时恶心、呕吐停止或明显减轻，食欲改善等 79 例，有效率 90.8%。

综上所述，近年来中医治疗放、化疗毒副反应在治则方面主要注重清热解毒、益气养阴、健脾益气、健脾补肾、补益气血、活血化瘀、和胃降逆等。一般来说，清热解毒法多适应于头面部肿瘤放疗的毒副反应及化疗初期的治疗；和胃降逆法多用于治疗放、化疗引起的胃肠消化功能紊乱；放、化疗中期多采用益气养阴、补益气血及健脾益气等法；放、化疗后期则采用健脾补肾、攻补兼施诸法。至于活血化瘀法和放疗同时作用，可有增效、增敏的效果。总之，对癌症病人放、化疗毒副反应要辨证，从而制订出相应的治疗法则，这样才能起到相得益彰的效果。

杂病篇

疏肝理气法在辨治下焦疾病中的运用

疏肝理气是临床常用之法，使用范围较广。近年来，笔者在临证中对多种下焦疾患，除根据疾病寒、热、虚、实的不同性质予以辨证施治外，同时重用疏肝理气之品，经256例患者的临床疗效观察，效果比较显著。现报道如下。

一、临床资料

256例中，男81例，女175例；年龄：20岁以下24例，20~45岁124例，46~60岁73例，60岁以上35例。其中急慢性盆腔炎11例，急慢性细菌性痢疾43例，急慢性尿路感染66例，尿路下段结石19例，腹股沟疝14例，脱肛18例，盆腔肿瘤8例，痛经61例，不孕症5例，子宫脱垂11例。

二、治疗方法

256例患者经中医辨证，主要为以下五种证型，分别采取相应治疗。

1. 热毒炽盛

治以清热解毒，药用金银花、连翘、黄芩、黄连、黄柏、山栀、大青叶等。

2. 膀胱湿热

治以清热利湿，药用车前子、车前草、木通、瞿麦、猪苓等。

3. 瘀血阻滞

治以活血化瘀，药用当归、川芎、丹参、赤芍、白芍、三七、丹皮等。

4. 气虚下陷

治以补中益气，药用党参、黄芪、白术、升麻、柴胡、炙甘草等。

5. 胞宫虚寒

治以补阳暖宫，药用附子、肉桂、菟丝子、巴戟天、杜仲、补骨脂等。

在以上辨证治疗的基础上，全部病例均同时合用疏肝理气之品：沉香 3～9g，乌药 12～30g，青皮 12～18g，刺蒺藜15～30g；并酌情选用佛手、玫瑰花、绿萼梅、姜黄、香附、川楝子等。对单纯的肝郁气滞证型，则重用上述药物。

三、治疗结果

1. 疗效标准

凡临床症状、体征消失，病愈无复发者（不孕症者怀孕）为痊愈；临床症状、体征缓解，或病愈有复发者为有效；症状、体征无改善或改善不明显为无效。

2. 疗效（见下表）

表　256 例患者治疗结果

病种	例数	痊愈	有效	无效
急慢性盆腔炎	11	8	2	1
急慢性细菌性痢疾	43	37	6	
急慢性尿路感染	66	49	6	11
尿路下段结石	19	9	4	6
腹股沟疝	14	11	2	1
脱肛	18	12	3	3
盆腔肿瘤	8	3	2	3
痛经	61	44	9	8
不孕症	5	3		2
子宫脱垂	11	7	4	
合　计	256	183	38	35

四、典型病例

例 1. 急性细菌性痢疾　裘某，男，27 岁，1980 年8 月18 日初诊。患者腹痛，大便日 40 余次，发热（体温 39.3℃），头痛，恶心，不欲饮食。血检：白细胞 $18.7\times10^9/L$，中性80%，淋巴20%。粪便检查：红细胞（+++），白细胞（++），脓细胞（+++）；粪便培养见福氏痢疾杆菌生长。诊为急性细菌性痢疾。使用痢特灵2天，效果不显，遂于21日就诊于中医。少腹拘急疼痛，下痢赤白，肛门灼热，里急后重难忍，舌红，苔黄厚腻，脉滑数。此乃热毒蕴结下焦，热郁气结。治以清热解毒、疏肝理气：金银花15g，黄连9g，连翘、丹皮、赤芍、生地、青皮、木香、薄荷各12g，葛根、乌药各18g，沉香（后下）6g，刺蒺藜30g，3剂。上方服1剂，大便次数减，日6次，余症也缓。3剂服完，腹痛、里急后重消失，大便日3次，体温37.8℃；血检：白细胞 $8.8\times10^9/L$，中性60%，淋巴40%；粪便检查：红细胞（+），白细胞少许，脓细胞（+）。继服上方15剂，病瘥。大便培养3次，福氏痢疾杆菌皆阴性，出院。

例2. 急性膀胱炎　张某，女，36岁，1974年9月21日初诊。小便频急、热痛、淋漓不尽，少腹胀痛，舌尖边赤，苔黄腻，脉细数。尿液检查：红细胞（++），白细胞（++），脓细胞（+）。证属湿热互结，迫于下焦，且肝郁气滞，膀胱气化失司。治当清热利湿，疏肝理气：木通、黄柏、瞿麦、赤芍、白芍、青皮各12g，乌药18g，车前子、车前草各15g，刺蒺藜30g，沉香（后下）4.5g。2剂后自觉症状尽除，但尿检无改善，遂更方：一枝黄花、白花蛇舌草各30g，半边莲、大青叶、连翘、猪苓、石韦、青皮、乌药、赤芍、白芍各12g，刺蒺藜15g，沉香（后下）4.5g。服3剂，尿液检查：红细胞（+），白细胞少许。继服7剂病愈。

例3. 卵巢囊肿　刘某，80岁，1979年11月27日初诊。少腹坠胀作痛，脐下偏左可触及一12cm×8cm的肿块，质软有弹性，且有触痛。超声波检查提示：下腹部囊性肿物，有多个液平反射。腹腔穿刺证实为卵巢囊肿。因年高体衰，恐不胜手术，而转中医诊治。其人面色黧黑，神疲，消瘦乏力，少腹膨隆，腹壁青筋纵横，腹痛隐隐，溲频，大便数日一行，纳差，口干，舌暗有瘀斑，脉沉弦且涩。此气滞血凝，结为肿块。治以活血化瘀，疏肝破气：沉香（后下）9g，乌药、丹参、刺蒺藜各30g，当归尾、川芎、赤芍、白芍、姜黄、香附、川楝子、玫瑰花、绿萼梅各12g，三七末（分吞）3g，3剂。药后少腹胀减，隐痛渐止，溲频消失。再服7剂，精神好转，食欲大增，脐下包块明显缩小（6cm×5cm）。效不更方，再投10剂。1980年1月3日复诊，诸证皆除，少腹已触不到包块，超声波检查，囊肿消失。追访4年未见复发。

例4. 脱肛　牛某，男，63岁，1981年10月21日初诊。脱肛数十年，常年直肠黏膜脱出3～5cm，便后更甚，且难回复。露出部分破溃，肿痛，色紫暗，有紫黑色血水渗出。曾用8%明矾溶液黏膜下注射，针灸、服补中益气汤等治疗，均未获效邀余诊治。其人消瘦，面色萎黄，脘腹胀满，食后更甚，少腹坠痛，舌淡，边有瘀斑，脉沉迟而弱。此为中气下陷之候，且伴气滞血瘀，昔用补中益气汤之属，虽具升举之功，然瘀滞不去，终难奏效。治以补中益气合疏肝理气：党参、刺蒺藜、枳壳各18g，炙黄芪15g，青皮、陈皮、当归、川楝子、白术、柴胡、炙甘草各12g，乌药24g，沉香（后下）3g，升麻10g，1剂。药后脘腹胀满、少腹坠痛缓解，便后1小时脱肛尽收。再服10剂，破溃愈合，瘀紫肿痛消失，平常已不脱出，便后脱出稍许，舌质由白转淡红，瘀斑缩小。嘱其单服补中益气汤。追访两年半，除在便秘或腹泻时尚有轻度脱肛外，未见重度发作。

例5. 不孕症　李某，35岁，1980年3月1日初诊。结婚十载不孕，月经衍期，面色萎黄，手足不温，经前精神抑郁，胸胁闷胀不舒，乳房胀痛不可触，少腹冷而坠痛，牵及股阴，得温则减，经来量少不畅，色暗，有瘀紫血块。妇科检查：子宫略小，微前倾；输卵管造影示：右侧输卵管积水。长期使用激素治疗未效而转中医治疗。舌淡胖，尖边有瘀斑，苔薄白，脉沉迟弱。此胞宫虚冷，气血水瘀滞。治以温煦胞宫、疏肝理气：附片、补骨脂、巴戟天、当归、青皮、白术各12g，肉桂、桂枝各10g，沉香（后下）5g，乌药18g，刺蒺藜24g，菟丝子、鹿角片各30g。20剂为1疗程，经前第7天开始服，每日1剂。治疗3个疗程，面色转红润，神情欢愉，手足转温，舌淡红，瘀斑渐退，脉尚细弱。继服上方至第7疗程，停经，脉小滑，妊娠试验阳性，于1981年6月18日产一男孩。

五、讨论

下焦疾病多为气、血、水的病变。而肝主疏泄、藏血，对调畅全身气机，推动血液、津液的运行起着重要的作用；且足厥阴肝经“循股阴、入毛中，过阴器，抵小腹，夹胃，属肝，络胆……”（《灵枢·经脉》）。因此，下焦疾病与肝的关系甚为密切。肝的功能异常可导致下焦疾病的发生，反之下焦病变也可使肝的功能异常。这种异常临床上以肝郁气滞最为常见。笔者据此，对下焦疾病在辨证施治的基础上并投疏肝理气之品，目的在于使肝气条达则营卫自和，气血水运行自畅，促进疾病的早日痊愈。经临床观察，加入疏肝理气之品后，能加强其他药物的治疗作用，较单纯辨证治疗效果为佳。

疏肝理气药对寒热虚实证均可使用，不过具体药物应有所选择。一般实证剂量宜大，可多药合用；虚证宜选择药性较平和的，且适当减小剂量。笔者临证发现，本品对缓解临床症状（尤其是胀、痛、坠等自觉症状），效果比较显著，这可能与疏肝理气药的舒畅气机、调和气血、通利经络等作用有关。

除痹汤治疗急性风湿病

近年来，笔者在民间验方虎杖川芎汤基础上拟成除痹汤，先后治疗急性风湿病416例，均收到较为满意的疗效。

1. 一般资料

416例中，男189例，女227例。10～25岁261例，25岁以上，155例。其中伴有皮下结节92例；伴有环形红斑51例。而317例又呈现不同程度的发热。抗链“O”500～830单位86例，833～1250单位330例。血沉30～59mm/h128例，60～100mm/h198例。粘蛋白超过4mg%197例。

2. 诊断依据

凡具游走性关节炎或兼皮下结节及环形红斑或兼发热者，同时血检抗链“O”在500单位以上，或血沉20mm/h以上，或粘蛋白4mg%以上，即可确诊。

3. 基本方

桂枝、羌独活各9g，川芎10g，虎杖、防风、寻骨风、木瓜、白花蛇、淫羊藿各12g。每日1剂，60剂为1疗程。

4. 治疗效果

本组416例风湿病确诊后均曾用过青霉素，有389例接受水杨酸制剂治疗，而其中连续服用6～12周154例，余235例因胃部刺激症状较重或其他原因而终止用药。有296例接受激素治疗，近期效果虽佳，但停药后反跳症状明显。有的患者唯恐对激素产生依赖或副作用而未敢接受治疗或终止治疗。有21例因病情明显反复，曾试用免疫制剂硫唑嘌呤，也因副作用较重被迫停药。因此416例患者均系应用西药治疗效果不满意而来中医求治的。显效284例，治疗一个疗程临床症状和体征消除，实验室检查恢复正常。有效87例，治疗两个疗程临床症状和体征消除，实验室检查恢复正常。无效45例，治疗后症状和体征未见改善，实验室检查无改变。

病例：何某，女，19岁，学生。患上感后发热不退，体温在38℃左右，四肢关节肿胀，以指关节为甚。胸闷，心慌气短，周身出现环形红斑。心率148次/分，律整。心前区闻其Ⅲ级收缩期杂音。血沉92mm/h，抗链“O”1250单位，粘蛋白16mg%。类风湿乳胶试验3次阴性。心电图示窦性心动过速。诊为急性风湿热，服抗风湿西药治疗，虽症状缓解，但脘中嘈杂疼痛，不能进食，以致突然大呕血而被迫停药。于1977年11月20日改服除痹汤，1疗程后，症状基本消失。实验室检查也恢复正常，基本痊愈。后以原方加减以巩固之，随访3年未复发。

病案二则

一、治愈慢性前列腺炎伴发男性不育症一例

笔者曾使用中医清热解毒兼补肾填精法，治愈慢性前列腺炎、伴发男性不育症一例，治疗效果颇佳，特记录于此。

胡诗忠，男，35 岁，工人，门诊号 37710。

患者 1965 年因急性尿路感染伴发急性前列腺炎，因治疗延误而成慢性，反复急性发作多次，症状为：尿道口、尿道灼痛，小便淋漓，尿及大便前尿道口有白浊流出，后期情绪紧张或用力时白浊即出。且头昏乏力，精神萎靡，失眠多梦，健忘。指检前列腺肥大、质硬，前列腺液检查报告：量少稀薄、脓球（+ +）、白细胞（+ + +）、红细胞（+ +）。曾长期接受抗菌素、呋喃类、磺胺类及中药治疗，收效不显。

1970 结婚，发现有阳痿、性交时不能射精情况。婚后 10 年爱人终未受孕。经妇科检查爱人健康无病。遂于 1978 年 7 月 28 日对患者精液作精子形态、计数、活动力检查，结果为：计数 3.2×10^{7}，活力情况差，死精子占 60%，确诊为慢性前列腺炎伴发继发性男性不育症。继续使用抗感染及维生素 E 治疗，疗效欠佳；又行改用中医养阴滋肾之剂，症状加重，1971 年 4 月 23 日精子计数降至“0”而转来我门诊治疗。根据病史，结合中医论治，属正虚邪恋，宗治病必求于本，先治以清热解毒、利湿之法。于 1976 年 4 月 26 日开始服用三黄汤、银翘散加减方：川黄柏 12g，黄连 5g，白花蛇舌草 30，半边莲 30g，银花 18g，连翘 12g，蒲公英 15g，紫花地丁 12g，青皮 12g，天台乌 15g，刺蒺藜 18g，一枝黄花 30g，每日或隔 1 ~2 日 1 剂。嘱戒房事，忌酒及辛辣之品，并嘱停服其他药物。服药 102 剂后，自觉症状明显好转，1979 年 10 月 11 日精液检查：量约 6mL，精子计数 4.2×10^{7}，运动一般。继用药控

制症状，并加用大剂温补肾阳、填补肾精之品。使用五子衍宗丸为主方加减：菟丝子30g，枸杞子15g，金樱子15g，半边莲30g，白花蛇舌草30g，青皮12g，一枝黄花30g，川黄柏12g，日1剂，共服药21剂。1979年11月2日精液检查：精液量6mL，计数10.3×10^7，无型态异常，死精少（不超过10%），活动力良好。因射精不良，嘱用人工授精法（即以注射器收集精液，立即向宫颈口注入），如此10余次，其爱人于1979年12月受孕，1980年9月生一女孩。

根据上法，笔者曾治数例，均获良效，上例最为典型，特作报道，供同道参考。

二、治疗发热不退一例

李斌，男，48岁，初诊日期1972年5月18日。

患者于1972年2月初开始发热不退，早晨6时体温37.5℃，10时升为38℃～38.5℃，14时至次日晨4时体温38.5℃～39℃，旋后体温渐降。病史迁延2月余，多次住中西医院检查未能确诊。西医先后使用多种抗菌素、抗病毒、抗结核药及激素、免疫制剂环磷酰胺等试验性治疗未获效果。中医根据辨证曾使用过辛温、辛凉解表、清热利湿、清热解毒、养阴清热及甘温除热等治法，也未获效，在支持疗法维持下，于5月18日上午9时，再邀中医会诊。

症见：首重如裹，肢体酸楚，偶有畏风怕冷或寒热往来，午前神志尚清，午后神疲乏力加重，时有昏蒙，口干不欲饮，胸闷时烦，腹胀大便结，数日一行，溲短赤而热，其人面垢，舌淡胖舌尖红，苔腻根厚，脉濡滑微数。此寒湿困脾，中阳阻抑，郁久化热。遂与加减茯苓皮汤：茯苓皮30g，大腹皮12g，苦桔梗12g，连翘12g，焦山栀12g，白通丝12g，薏苡仁18g，藿香12g，薄荷12g，煨草果10g，黄芩10g，炒神曲12g，芦根30g。当日上午11时，于体温38.9℃的情况下，进服上药第一煎，12时30分患者即周身出汗，13时体温降为36.7℃。患者仍按医嘱服完3剂中药，21日再诊，患者热退神清（T：

37℃），诸症尽解，故嘱停药，因患者家属疑虑，又复撮药15剂自服，随访至今，除偶遇外感，发热数日而解外，未再见发热不退。

燥病探源与抗燥治疗

风急天高的深秋，以刚劲燥烈的气势，夺走了大地的绿装，也同样给人们带来了“燥病”。它使许多人发生皮肤皱揭脱屑、鼻息作热、口干渴、咽喉肿痛、唇舌及口腔破溃、大便秘结。有的还会引起鼻衄、齿衄。而对于肺结核病、老慢支、支气管扩张、肺气肿的病人，会引起干咳或咯血；痔疮病人会因便秘而诱发便血；高血压、心脏病、眩晕症的患者也可能发病。

这是什么原因呢？中医认为，秋天属金，燥气当令易耗伤万物的津液。大地为之龟裂、树木为之枯萎、人也为之津液亏损。诚然，秋季雨水渐少，空气湿度下降加之气温渐趋寒冷，致人体表水份丧失，皮肤、黏膜表面干燥，毛细血管脆性增加。人体组织器官也会产生相对收缩，特别是管腔部分较为明显。于是，便会出现上述症状，体质差的慢性病患者则往往因适应性差而发病。

大自然以其乖戾的气候使人致病，却又巧妙地为人们提供了防燥的条件。秋季成熟的梨子、柿子、甘蔗、苹果和南方盛产的香蕉，即是防燥佳品。它们以肥美甘润的果汁和饱含的维生素，既给人们以甜美的享受，同时也祛散了可恶的燥邪。当然，对一些较重症状及复发的慢性病，还应进行必要的治疗。若咽干口燥，喉头肿痛，唇舌破溃，除服用维生素 B_2、维生素 C 外，还可用中药沙参 12g，麦冬 12g，玄参 12g，生地 12g 煎服。鼻腔、齿龈出血，便血、咯血可用白茅根 30g，芦根 30g，旱莲草 30g，生大黄 12g 煎服。发作眩晕者可白菊花 12g，生首乌 12g，钩藤 12g，生大黄 12g 煎服；发作胸闷、心悸及心前区疼痛的患者则应立即去医院，认真检查和治疗。此外，为了预防燥病的发生，还可用洗净的梨皮或甘蔗皮阴干，煎水代茶饮，既经济又行之有效。

风湿病起因与治湿法则

风湿症是中医和民间医学的一个传统病名，也有简称“风湿”的。它是指风寒湿气侵犯人体，所引起的多种病症。病人可出现怕冷、怕风，头昏、胸闷、恶心、乏力，关节酸痛，饮食不香，起风疹块或低热不退等症状。风湿痛是最多见的一种疾病，指的是风寒湿气侵入人体皮肤、肌肉、神经、关节而引起的局部疼痛，中医又称痹症。至于风湿病则是一个现代医学的一个病名。临床除具有发热、关节红肿疼痛、皮肤出现环形红斑、皮下可见风湿结节、甚至心悸、心慌、出现心脏受损的典型症状外，还必须在实验室的检查中发现病人血沉加快，粘蛋白增高，抗风湿因子增高，方可以确诊。由此可见，风湿症是中医的病症名，其中包括风湿痛和现代医学的风湿病。这样就不会将风湿症与风湿病混为一谈了。

为什么有些人关节酸痛，起风疹块或低热不退，化验中却查不出风湿病的改变呢？这就涉及到中医和西医的认识不同了。中医认为风寒湿邪侵入人体，引起经脉不和，气血不通，“不通则痛”造成肢体酸痛不舒等症状，它可以发生在各种人身上。诊断上除了从人体的素质、症状、舌苔、脉象以及经久不愈和“作天变”的特点中找出依据外，由于目前的认识水平关系，实验室检查还难以找到明显的反应来。所以我们说它是一个症状明显、诊断较难的病症，有待我们进一步在病因、病理、诊断方面作更深的探讨。

风湿病是因链球菌的感染，在人体内引起的抗体所造成，这种抗体好像一批双目失明的持枪士兵，在人体内不分敌我地进行“扫射”，结果对抗了“敌人”，也伤害了自己。它常常侵犯人体的心脏、肾脏、关节等，引起心肌炎、风湿性心脏病、肾炎、风湿性关节炎。我们也称这种疾病为免疫性疾病。

如此说来，中医的风湿症和现代医学的风湿病不相同。那么，为什么现代医学在病名上却要冠以“风湿”二字呢？其中的奥妙是“风”、“湿”二字致病因素确和风湿病的发生关系密切。中医认为感受风寒，久居湿地，过食生冷过度疲劳都可以引起人体阳气的损伤，卫外能力减弱，易被外邪侵袭而发病。上呼吸道链球菌感染的发病原因也是在疲劳、淋雨、受凉、消化不良等因素的作用下，机体的抗病能力削弱了，促成了该病的发生，同时它与中医的风湿症临床症状有类似之处，如天阴加重，反复发作，久久难愈的特点与中医风湿痛相同。中医认为寒邪为阴寒杀厉之邪；湿邪为重浊粘腻的阴邪，伤害人体之阳气，阻滞气血的运行，产生疼痛而且难以治愈。现代医学的研究也同样证实了风湿病的患者与空气的温度、湿度、气压关系密切并属于中医风湿症的范畴，称为风湿病。

风寒湿这个怪物，引起的疾病极广泛，患有风湿痛的病人每当天气变化，刮风，下雨之时，就得酸痛一阵，像个小气象台一样灵验，引起心脏病的病人，痛苦就更深重了。那么，怎样才能预防风湿的侵袭，避免风湿症，特别是风湿病的发生呢？下面就给大家介绍这方面的常识。

为了预防风湿症的发生，首先得搞清它的病因，这里先介绍几种现象：众所周知，地处潮湿的东南各省、雾露沉沉的四川盆地、高寒的西北高原和东北地区，是我们风湿症、风湿病的高发地区。这是因为当地的人生活在风湿很重的环境中，空气湿润、寒冷，易于侵犯人体，造成人体脉络不和，机能衰减，除自觉困乏外，往往因血流不畅而出现风湿痛。还有居住在阴暗低湿地方的人，因屋内没有阳光，土地潮湿，空气污浊，家中成员许多患有风湿痛甚至患风湿病和因风湿病而引起的风湿性心脏病、关节炎。此外，长期的水中、坑道下作业，如果通风条件不好，风湿症和风湿病的发病率也较高。以上说明气候、居住、工作条件是引起风湿症的重要因素。其次为了防暑而过食生冷，或长时间置身于冷水之中，过度的疲劳和久卧，久坐、缺少体力活动等都可以减弱机体的防病抗病能力，引起风湿症和风湿病的发生。所以说雨季多风湿症的说法是实践的总结，是正确的。

那么，怎样才能在风寒湿的环境中不得风湿症呢？首先我们谈谈奇妙的大自然，她既以乖戾的气候使得人们患病；却又为人们战胜风寒湿作了巧妙的安排。瞧，四川和东南诸省盛产风寒湿的天敌——辣椒、生姜、胡椒、肉桂等，人们常以此作为菜肴和调味品，它们就是驱风湿的佳品。当大家被“辣子”辣得口中嘘嘘，满身出汗的时候，却觉得胸中爽朗，遍体松快，这是什么原因呢？原来这些蔬菜中含有大量辛辣味的刺激素，可以引起交感神经的高度兴奋，使血流加快，组织代谢加强，汗液大量分泌，机体的抗病能力也随之加强了，平日受的风寒湿邪被一驱而净，真可谓“邪随汗去”。此外，适当地饮用一点酒，也可以帮助我们舒筋活血，驱散风湿。目前临床上使用的驱风湿药酒、活血止痛膏药乃至于医生开的治风湿的药方也都是在这一原理的指导下制作的，疗效也很好。

预防风湿的具体办法还有尽量减轻机体的过度疲劳，不要在疲劳的情况下喝冷水，淋雨、出汗时不要以冷水浇身，冒雨、涉水和坑道工作后，最好使用热水浴，并蒸腾到汗出方止。久坐少动职业的人，一定要多多从事体育锻炼，而且应该每次运动到汗出方休。患有慢性疾病和肢体残废的人，更应该选择自己力能胜任的运动。住处一定要有阳光，通风条件好，衣物勤洗勤晒；不穿湿衣，不睡湿被。此外，还应注意口腔卫生，预防感冒，减少链球菌感染机会。这样就可以预防为害甚深的风湿症以及风湿病的发生了。

教学研究篇

中医教育的现状与未来

中医药学产生伊始，中医教育便应运而生。在漫长的历史演进和时代更迭中，作为中医药学的伴生物——中医教育，与中医药学始终有着兴衰与共、休戚相关的紧密联系。为更好地促进中医教育事业的发展，推动中医药学现代化，对中医教育进行现状分析和前景展望将是不无裨益的。

一、中医教育的现状

（一）当今中医教育的任务

中医学在古代已取得卓越成就，今天仍有很高价值和声望，她是前人留下的一份极为宝贵的遗产。因此，当今中医教育的任务之一是继承和发扬这份宝贵遗产。但中医学毕竟是成于两千多年以前的传统科学，由于历史的局限，作为一门严格意义上的学科，中医学尚有许多亟待发展完善的地方。这就决定了当代中医教育的任务不仅是继承，更重要的是发展、提高和完善。既要继承和发扬中医学的传统和特色，又要冲破中医传统体系，引进现代科学技术和科学方法，促使中医学现代化。因此，培养人才、发展中医、为社会提供服务，已成为当今中医教育的主要任务。

（二）学校教育占主导地位

中国当代中医教育以学校教育模式占主导地位。全国现有高等中医院校 28 所，中等中医学校 51 所，设有中医、中药、针灸、推拿、骨伤、养生、康复、中医高护、中医管理、中药鉴定、中医古籍整理、五官、中医基础、藏医、蒙医等 15 个专业，另有 15 所西医院校设立中医药专业。在校学生约 8 万人；每年毕业生约 1.5 万人。截止 1990 年，高等中医院校为国家培养了近 12 万名高级中医药人才，其中不少已成为中医教学、科研、医疗的骨干力量。

（三）师承家传式教育依然存在

这种教育是学校教育的一种辅助形式。国家采取了切实有效的措施鼓励学有专长的名老中医将自己的医疗经验技术传给子弟，同时动员名老中医聚徒授学。这类人才，国家通过考试发给文凭，安排工作，享受规定待遇。师承家传式教育模式的实施对弥补学校教育的不足，推动中医教育发展起到了积极作用。

（四）高级继承人的培养

从 1978 年开始，中医院校和科研机构开始招收中医药研究生，并于 1982 年开始招收博士学位研究生，这是培养高级中医药人才的主要途径。目前已有 20 多个学科专业被批准招收硕士、博士学位研究生。现有硕士学位授权点 120 个，博士学位授权点 15 个。与此同时，在一些地方相继建立了高级学徒教育制度，即由地方政府职能部门与当地中医院校联合选拔既有较为扎实的专业理论基础，又有一定医疗水平和实践技能的中医院校毕业两年以上的医生入高徒班学习，完成两年研究生学位课程后，跟随名老中医进行为期一年的中医临床实践，毕业后享有硕士研究生的同等待遇。

（五）中西医结合新型人才的培养

1955 年 10 月，北京中医研究院建立了西医离职学习中医的高级学习班，抽调从高等医学院校毕业的西医系学生系统学习中医药学。这是我国西医学习中医，培养中西医结合新型人才的教育制度的开端。1958 年南京中医学院开办了第 1 期西学中的中研班，开始把西医学习中医纳入中医药高等教育轨道。其后各地中医学院相继举办了一、二年制的西学中班。30 多年来，全国共培养出高级西学中医师 4000 多名，初步形成了一支独特的、富有生机的中西医结合医疗队伍。近年来，一些中西医院校还招收了一定数量的中西医结合研究生，为中西医结合队伍增添了新鲜血液。

（六）当代中医教育的进步与缺陷

1. 当代中医教育的进步

新中国成立以来，随着党的中医政策不断落实，中医教育规模不断扩大，初步形成了比较完整的教育体系，主要表现在以下几个方面。

（1）专业设置渐趋齐全：目前全国中医院校学科专业已发展到15个，基本覆盖了中医学理论与临床学科体系。

（2）教育层次渐臻齐备：研究生教育，本、专科和中专教育得到进一步发展，能培养博士生、硕士生、本科生、大专生和中专生等多层次的中医药人才，初步适应了我国目前经济建设和中医事业发展的需要。

（3）办学形式丰富多样：目前中医教育除招收国家培养的全日制本、专科和中专生外，还具有函授、夜大、师带徒、社会力量办学、自学考试等多种办学形式，为中医药人才培养开辟了多种途径，初步形成了学校培养、在职教育、继续教育、自学成才的中医教育网络。

（4）现代教学手段的渗透：随着现代科学技术的发展，教学模型、教学图表、电化教学以及计算机教学等现代教学手段已在中医教学中得到运用。这对于提高教学效果、培养学生智能、活跃教学气氛起了很好作用。

（5）实验教学的开展：目前实验教学日益受到人们的重视，如中药学、方剂学、针灸学、诊断学都相继开设了实验课，这些实验教学的开展，不仅能提高教学效果，激发学生兴趣，培养学生动手能力，而且有助于学生掌握现代实验手段研究中医，对中医学的发展与提高无疑会有巨大作用。

2. 当代中医教育的缺陷

（1）传统口授仍占主导地位：长期以来，中医院校课堂教学大多采用“填鸭式”的“满堂灌”。学生只被当作接受知识的机器而非学习的主体，智能培养和技能训练被忽视。以致造成学生知识面较窄，主动学习、临床运用和科研能力较差。

这种状况若长此下去，势必影响中医教育质量和人才素质的提示。

（2）实验教学比较薄弱：近年来中医院校虽尝试中医理论实验课，但尚有许多不成熟之处，从整体来看，目前中医院校的实验教学仍嫌薄弱。

（3）临床教学有待改进：实践性是中医药学和中医教育的一个鲜明特点，然而目前仍存在着理论脱离实际的状况。不少院校见习、实习基地未能完全配套，大多数中医院校的教学实习均安排在最后一年，不仅教学课时不够，而且教学效果也不显著。不少学生走上工作岗位后暴露出动手能力和实验技能较差的弱点。

二、未来中医教育的展望

（一）新型教学模式的创建

现代科学技术的飞速发展推动着医学科学技术的不断进步，作为新技术革命的微电子学、生物工程、光纤通讯、激光技术、核磁共振技术、电子计算机技术、新型生物材料在医学上的应用，促进了医学科学的高度分化和结合，出现了一批新型边缘学科，如生物医学工程、医学电子学、激光医学、超声医学、电子计算机医学应用等。细胞分子学和医学遗传的发展、免疫学的进步、器官移植的成功也给医学科学新理论、新技术的不断涌现创造了条件，世界医学科学正蕴藏着新的突破。同时社会科学、人文科学与医学科学的相互渗透使医学模式的传统观念受到冲击。现代医学科学技术发展的新情况使中医药理论和实践面临着严峻挑战。因此未来的中医教育必须吸收现代自然科学技术和社会科学成果，建立新型的教学和人才培养模式，大力培养既具有中医药专业理论知识又能掌握自然科学技术和社会科学成果并能综合运用的复合型人才。唯有如此，未来中医药教育才能适应社会环境和综合科学技术发展的要求，才能促进中医学的现代化，将中医学纳入现代科学整体化发展的轨道。

（二）教材、教学语言的革命与规范化

中医学理论形成于两千多年以前，在其创建和发展中渗透着古代哲学、天文、地理、气象、生物、物理、化学、心理学多种学科内容，显示出内容的复杂和精深。同时，由于历史和时代的局限，中医药理论体系尚欠严密，医学术语概念含混，表达未能规范化，使中医学理论始终未能摆脱古奥晦涩、抽象笼统的局限，在一定程度上影响了面向现代人的中医理论教学效果和教学质量。未来的中医教育必须实行教材与教学语言的革命，逐步实现中医理论表述的科学化、规范化和现代化。

（三）培养模式从统一走向个性化

目前，中医院校的专业设置、课程结构、教学层次和办学形式大同小异，人才培养模式亦基本相同。这种人才培养模式的统一淡化和削弱了中医院校各自的优势和特色，未能适应社会对中医人才的多品种需要。随着中医教育的改革和发展，未来的中医教育将会使各个中医院校根据本身的办学条件（师资、图书、设备）和学科优势，因校制宜，设置不同专业，培养带有本校特色和个性的专业人才。不同院校之间可以形成人才培养的互补优势，这样既可以解决中医药人才分配专业单一的倾向，又可弥补社会对中医药人才需求的缺口，有利于造就适合未来社会需求的多品种、多规格的中医药人才。

（四）医教研综合系统的建立和完善

高等中医院校的主要任务是培养高级中医药人才，承担医疗和科研任务。中医院校的附属医院是中医院校医疗职能的履行者，为中医教学提供重要的临床实习基地，同时，医疗水平的提高又能更新、丰富中医教学内容。而中医药理论研究能提高教师的理论水平和专业修养，因此，中医教育的发展有赖于中医科研的突破和医疗水平的提高。同时，中医教育的发展也能为中医医疗和科研提供专业人才，有利于科研和医疗水平的提高。三者之间是一个互相依从、彼此互补的综合系统。未来

中医教育应建立和完善医教研综合系统，通过优化医教研各子系统的功能，建立合理有序的系统结构来强化综合系统的功效，提高教学质量和办学效益。

（五）广泛开展与世界医学教育的交流

随着改革开放的不断深入，未来的中医教育将深入开展与世界医学教育的广泛交流，大力发展中医药留学生教育，广泛吸收、接纳外国留学生来中国学习中医药理论，使中医药理论和技术为人类健康事业作出应有贡献。同时我国的中医院校也将陆续派遣留学生、访问学者、考察团、学术交流团去世界其他国家医学院校学习现代医学科学理论和教育管理经验，促进我国中医教育的现代化。

总之，当代中医教育为中医事业的发展奠定了良好基础，未来中医教育为我们展示了广阔的前景，只要我们勇于开拓，不懈努力，走改革开放之路，深化中医教育改革，加强国内外医学教育领域的交流合作，中医教育必将走向世界，走向未来，走向现代化，为全人类的健康事业作出更大贡献。

中医现代化与高等中医教育

近年来，随着现代科学的飞速发展和医学科学的日益进步，人们普遍感到实现中医现代化已势在必行，迫在眉睫。所谓中医现代化，我们认为是指在继承和发扬传统中医学优势和特色的前提下，运用现代自然科学技术和社会科学的技术与成果，对中医理论和临床进行全面研究和更新，使之达到现代科学技术的发展水平，并纳入现代科学整体发展的轨道。中医现代化是传统中医学发展的内在要求，是传统中医学摆脱困扰、迎接挑战、开辟未来的必由之路。

一、中医现代化的构想

（一）中医理论和学术观的现代化

中医现代化首先是中医理论和学术观的现代化。中医理论现代化是指利用现代自然科学、人文科学、社会科学的理论和成果来整理、研究、丰富和发展中医学理论，并用现代语言及科学知识进行阐述，使中医理论科学化、规范化和通俗化。所谓学术观的现代化则指以马克思主义哲学、新的思维方式为指导，以现代方法论（如信息论、系统论、控制论、耗散结构、协同论、突变论）为工具来研究中医理论。如中医“证”的实质，经络、针灸、气功的本质即可用现代科学理论和成果来研究和阐明，又如“气”在人体结构和功能中的地位和作用，可用协同论中序参量理论来研究。

（二）中医技术现代化

中医技术现代化是指利用现代科学技术手段使中医诊治规范化和科学化，包括诊断的仪器化、临床的实验化、给药途径和剂型的现代化。其中诊断仪器化是指以声、光、电、磁、力等先进诊断技术帮助或强化传统的望、闻、问、切四诊，使其进一步客观化和科学化。临床实验化是指利用现代科学技术、仪器设备和实验手段诊治病人，使临床效果科学化。剂型现代化是指通过剂型改革，使方药达到高效、快速、方便和经济的效果。例如口服丹参煎剂可治疗心脑血管性疾病，将其制成丹参注射液后，静脉注射可显著提高疗效，更适用于危急病人的抢救。

（三）中医机构及其功能的层次化与规范化

目前，中医事业缺乏严格配套的组织机构，医教研系统不齐备，功能不协调，管理不规范，这在很大程度上影响了中医理论的发展、技术的进步和人才的培养。因此，实现中医机构及其功能的层次化和规范化势在必行。我们设想中医机构及功能可分为以下三个层次：省级或省级以上医教研机构，其功能除对疑难杂病的治疗外，还承担中医课题的研究和中医药人才的培养，它是诊治疑难杂症、开展中医科研和培养中医人才的主要基地；地市级医教研机构主要承担常见病、多发病的防治，是中医广泛实践的基地，也是总结经验教训、培养中医人才、进行科研初试的基地。随着中医事业的发展，其职能可向省级机构职能延伸；县级或县级以下机构主要职能在于运用传统中医理论，中西医结合的方法为广大人民防病治病，随着医疗条件的改善，其职能也可向地市级中医机构延伸。

（四）中医人才队伍现代化

中医现代化，关键在于中医人才队伍的现代化。要实现中医现代化目标，就必须大力培养和造就一支现代化中医药人才队伍。这支队伍既要有扎实的中西医医学理论功底、精湛的中西医医疗技术，又必须掌握现代自然科学、社会科学和人文科学技术成果，并能融会贯通，综合运用。这支队伍应以科学的哲学观和先进的方法论为指导，善于实践，勤于发掘，勇于进取，富于创新，既能继承和发扬传统中医药的优势和特色，又能用新的理论丰富、发展和完善中医理论体系，是中医现代化建设的中坚力量。

二、中医现代化的基础

实现中医现代化的基础在于高等中医教育的发展和振兴，这是因为：

（一）高等中医院校是中医现代化人才的摇篮

高等中医院校承担着培养各类各级中医和中西医结合合格人才的重任。多年来，它们培养了数以万计的中医及中西医结合人才，为中医事业的发展、进步做出了重要贡献。随着中医事业的不断发展和教育改革的日益深入，为实现中医现代化目标，高等中医院校将致力于现代化中医人才的培养和造就，不仅是中医现代化人才的摇篮，而且是中医步入现代化专业人才继续教育的唯一基地。

（二）高等中医院校是中医及中西医结合临床的中心和重要基地

高等中医院校拥有一支数量可观、层次较高、素质较好的中医和中西医结合医疗和管理人才队伍，具有较为齐全的中医和中西医结合临床科室以及较为先进的医疗设备，它以中医和中西医结合的理论和方法防病治病，服务社会。在疑难杂症的诊治、医疗手段的使用、医疗人才的培养、临床科室的建设和现代化管理的推行等方面对各级中医机构具有指导和示范作用，是中医、中西医结合临床的中心和重要基地。

（三）高等中医院校是中医科研成果腾飞的基础

高等中医院校不仅具有中医药人才、技术、设备、资料的优势，而且拥有一支训练有素、水平较高的科研人才队伍。它是中医药及中西医结合理论和临床课题的主要承担者和完成者。过去他们以丰硕的科研成果继承和发扬了中医特色和优势，丰富和发展了中医理论体系和临床技术。如今，为完成国家和地方各类课题，正在发挥优势，挖掘潜力，组织力量协作攻关。随着中医现代化的日益发展，高等中医院校必将成为中医理论和临床科研成果腾飞的发射场。

（四）高等中医药院校是各级中医机构医教研综合系统的建立及规范运转的指导和示范中心

中医现代化是中医教育、科研、医疗的全面振兴和同步繁荣，它需要各级中医机构建立医教研综合系统，通过优化各系统的功能，建立合理有序的系统结构来强化综合系统的功能，促进医教研的协调发展和同步提高。高等中医院校主要任务是培养高级中医人才，并承担中医科研和医疗任务，利用医教研互相依从、彼此互补的关系，建立中医医教研综合系统，它对各级中医机构医教研综合系统的建立及规范运转具有指导和示范作用。

（五）高等中医院校是传统中医药理论宝藏的发掘者

随着现代化工业的高度发展，返璞归真、回归自然的浪潮已在发达国家掀起。人工合成的化学药品因严重的毒副作用和对整体功能的忽视，逐渐被人们冷落，而天然药物再一次为科学界所重视，并形成了再发展的优势，这就提醒我们对传统中医药应给予重新认识、评价和研究。以《内经》为代表的中医经典文献是在吸取和综合古代自然科学、社会科学和人文科学成果的基础上形成的中医理论体系。但后世的医家忽视了理论的发展、实践的升华以及与社会、自然和人文等学科的进一步融贯，以医论医，导致了中医学术领域的萎缩状态。由于目前认识水平、实践广度的限制，传统中医药学中，许多天然药用动植物未被认识，一些传统药物尚待重新研究，许多经验未能总结，大量理论宝藏亟待发掘。而在这方面，高等中医院校是最有潜力和优势的，无疑是传统中医理论宝藏的发掘者。

综上可见，高等中医院校在中医现代化建设中具有事业的先驱作用。努力办好高等中医院校，振兴高等中医教育事业是中医现代化的必由之路，是当前振兴中医事业的首要任务。

中医临床课教学法初探

中医临床学科是一门理论性、实践性均较强的课程。它的任务是教会学员灵活运用祖国医学基础理论知识，对疾病进行灵活、准确的辨证论治。临床教学的成败，直接影响学员未来的临床水平，意义是深远的。

多年来，中医临床学科医教人员，为提高临床课教学质量做了大量工作。但由于各方面因素，至今中医临床课教学还很难完成它所负担的重任，致中医后继乏人。为此，笔者认为有必要对中医临床学科的教学现状和如何提高临床课的教学质量作一探讨。

一、中医临床课的教学现状

（一）重复基础，缺少“临床”特色

目前，中医临床课教学法，几乎与基础相同，以课堂讲授为主，缺少多种教学形式，未在“临床”上下功夫，使大部分讲授内容重复中医基础理论，教与学缺少“活”的特色，学员感觉枯燥乏味，专业学习兴趣受到影响。

（二）讲授辨证论治，不讲辨证法

中医临床课主要讲授中医的辨证论治，目前在讲授病证的辨证论治中主要有两种倾向。一是讲授纲目过大，囊括辨证类型过多，学者难以掌握。例如胃脘痛一证，只讲虚、实、寒、热四类，忽略夹食、肝气、阴虚、瘀血各具体病型的临床特点、治疗差异的讲解，致学员只知大要，不求甚解。二是按教材机械讲授辨证类型，忽视时令、气候、环境、情感及个体差异等多种因素对疾病的影响，造成学员死记几型、几法、几方和头痛医头，脚痛医脚，忽视天、地、人的统一观，不善变通化裁，束缚了学生临床辨证论治的灵活性。

（三）背离教学大纲，讲授放任自流

教学中有两种情况，一是不按教学规程，不按教材要求循序渐进的讲授，过分突出教师个人的实践经验，有甚者背离祖国医学基本原理。例如介绍方药疗效时，不讲君臣佐使，药物的性味归经，乐道于介绍某药的化学成分、作用机制、代谢过程。二是过分强调趣味性，撇开辨证，乐道于介绍单方、验方的疗效，以一方、一药代替祖国医学的治疗体系，致学者不能完整继承祖国医学的宝贵遗产，削弱学员未来对复杂病症的辨证治疗能力。

（四）带教力量薄弱，实践与理论脱节

由于目前附属医院、教学协作医院尚未办成以祖国医学治疗手段为主体的教学基地，加之科室不全，临床课教师脱离临床，实践经验缺乏，带教力量薄弱，学员临床机会少，致临床课讲授与临证实践比例失衡，个别学科无法见、实习，出现“从理论到理论”的严重脱离实践的情况，致学员感性知识缺乏，专业知识难以巩固。

二、如何上好中医临床课初探

笔者就多年中医内科学教学体会，提出一些浅见，借以抛砖引玉。

（一）摆好基础与临床的辨证关系

中医基础课是指导临床学科的指南，基础理论、中药、方剂等课程是为临床实践服务的。犹如构筑大楼一样，首先必须具备的是技术娴熟的工人和砖瓦，预制板块等基本建筑材料，临床辨证论治同样要求医生有熟练的基本功，灵活的变通本领。这样，才能在临床中利用基础理论及方药知识，准确地进行辨证施治，从而得到理想的治疗效果。二者的辨证关系中通常存在着“死”与“活”的相对不同，基础课程在理解的前提下，要求在记忆上下功夫，这样，才能熟练掌握各项正常生理及辨证指标、常用方药，知常而达变，打好灵活的辨证论治

基础。临床课的教学就必须使用中医的精华—整体观及辨证论治方法，在临床上取得较好的疗效。一个基础知识贫乏或不坚实的医生，很难做到正确的辨证论治。这样，就必须要求临床课教师在教学中打好理论基础，讲好临床，在灵活变通上下功夫。为了克服临床课背离基础理论的倾向，尚须在讲授中教会学员以舌脉症测证分型，以型择法，以法择方药。此中必须加入时令、气候、环境、性别、年龄、情志等“活”的疾病因素。使病机分析、辨证类型、治疗法则及方药的灵活性、针对性更加完善。不可过分宣扬一方一药的特殊疗效和以病择药的方法。例如肝气犯胃之胃脘痛，宜疏肝理气，选用柴胡疏肝散治之。此中必须注意各种“活”的因素，强调个体的特异性，进行加减化裁。如阴虚肝旺需防伤阴，夹食者必须消食，气逆者需降气等，必须逐一讲清，不可一带而过。只介绍柴胡疏肝散或金铃子散一方，相投即愈，或介绍大黄、甘草二药治之即效，均为不妥，当慎之。

（二）以理系纲，以纲系目，重视病因病机讲授

病因病机是临床课中的理论部分，即使用中医的基础理论，剖析病症的原因及发病机理。深透的讲授，不但可使学员加强记忆，并可推演出临床的辨证类型，为证治打下基础。例如水肿一证，应透彻讲清“肺气通调，脾气转输，肾气开阖”的三大机制及肺脾肾三脏功能障碍、三焦决渎无权、膀胱气化不利所引起的病理变化；以及按肺、脾、肾三大病位推演出风邪外袭、肺气失宣的风水泛滥型，脾虚湿阻、运化失常的脾阳不振、肾阳衰微型，再强调一下湿郁化火还可引发湿热壅盛一型。于是水肿各类型悉具，就能在掌握和记忆辨证类型方面达到事半功倍的效果。

（三）触类旁通，讲清重点病因及辨证类型

临床病证常以八纲为主，结合致病因素及病邪侵犯部位推演出数个辨证类型，病型多达七八个，每个证型均有主症、治则、方药。内容之多往往难以记忆，若死记硬背，学员负担沉

重，收效也差。为解决以上问题，只需讲清具有代表性的重点病型，余者即可触类旁通。在病因证治方面，如眩晕与内伤头痛，病因证治十分相似，讲清肝阳上亢型眩晕病因治疗，肝阳头痛即可触类旁通。呕吐、泄泻、霍乱、痢疾病因均有相同之处，讲清一证，余者可相互援引。教学中灵活地讲好异病同治的法则和内容，对加强学员融会贯通的能力可起到积极作用。

在证候类型方面，如感冒一症，类型可多至10余型。只要重点讲清寒热两型的特点，余者寒轻、热重、夹暑、夹湿、表寒里热、气虚、阳虚、血虚、阴虚各型即可在寒热两型的基础上审因辨证，以证求治。掌握住主要证型的治法，方药进行适当的加减与化裁。

利用病机归转的连续性进行推演讲授，如肝阳上亢多见眩晕耳鸣，头胀痛，烦劳、恼怒加重，面时潮红，少寐多梦，口苦，舌红，苔黄，脉弦，使用天麻钩藤饮加减治疗。若出现面红目赤，心烦易怒，咽干口苦，大便秘结，则应认为病及肝火，法当清泻，龙胆泻肝汤治之。若出现头目晕眩，肢体麻木，四肢颤动等风动证候，则又应认为病及肝风，法当平肝息风，治应羚羊钩藤汤。如此分肝阳、肝火、肝风三段讲解，对帮助学员理解，加强记忆均有裨益。必须认识到疾病辨证分型，是为便于初学者的学习，根据某一疾病常见的自然证候群相对地制定了一些病型。临床中由于个体特异性及气候、性别、年龄、情志等诸多因素的影响，很难在一个疾病中找到一个标准型患者。多见者，往往是一病多证或一证多型的患者。这在辨证论治的灵活性方面就提出了很高的要求。只要运用急治其标，缓治其本的原则，找出主要病证，掌握住主要证型，变通灵活地制定治疗法则，选方、用药达到准确无误，就效果霍然。这一任务则应落实在临床课中解决。学员这一能力的熟练程度，是未来临床水平高低的关键。

（四）立足实践，尽早步入临床

祖国医学是门对实践要求高，需要长期积累经验的学科，中医临床课即是步入实践、传递经验的课程。为了培养学员的实践能力，为今后经验积累打好基础，必须立足作为未来临床实践的楷模，又要训练中医病案的书写方法。病案讨论可以训练怎样活化书本知识，学习如何搜集病历资料，分析证情主次，明快地阐明病理机制，熟悉治疗法则及方药的使用，达到灵活掌握辨证论治的目的。

（五）随师临证，临床应诊

以上训练方法，只是介于理论和实践的中间形式，理论部分仍占主导地位，不是真正的实践。“百闻不如一见”“百见不如一做”。只有让学员及早地、广泛地、长期地深入临床，亲自采摘病史，归纳病因病理，制定治疗法则，独立处方用药，才是巩固所学知识的较好形式。

原随师抄方应诊的方法可以仿效，但笔者对目前只从一师到底的方式持有异见。目前院校毕业的带教老师尚少，老中医随师学医及家传者颇多。他们在个人经验方面是极其丰富的，但就知识的全面性，尚有不足之处。为了不致院校培养的学员流于“哪个庙里的和尚读哪条经”的狭小局面，使学员有较宽阔的视野，积累丰富的经验，“扬各家之长，避一家之短”，适当多从几位老师是有益的。

为了使理论和临床有机完好地结合起来，医学院校附属医院的建立和完善是当务之急。此中，临床各科的配齐和教师理论联系实践状况的改善，更是迫在眉睫了。有关尽早步入临床，理论结合实践较好的形式，有如下几种：

（一）理论与实践课分段进行

现中医院校执行的两段做法，即基础课程结束后，教学实习一阶段，为第一实践阶段；临床课结束后进行生产实习（即毕业实习），为第二实践阶段。这种做法，讲授理论与实践时距相差甚远，影响理论知识的理解和巩固。其优点是在一较长时间内，能较全面完整地观察疾病的全过程，从而对某一疾病留下深刻的、完整的印象。在条件允许的情况下，能否实行边理论讲授，边临床实践，讲一病证，见一病证或上午上理论课，下午进行临床实践，或者请病员临堂示教和学员下病房，进行真正的临床讲课。这对提高学员专业学习兴趣，加强临床课的生动活泼局面，帮助专业知识的理解和记忆有一定的好处。其缺点是讲一个病证见习一个病证的做法，往往致学员只能看到病证的某一片断，对全面掌握病情变化，有系统地进行辨证治疗，尚有不足之处。究竟如何摆好以上二者关系，还有待进一步实践总结。

（二）古医案及典型病例的阅读和讨论

阅读古代医案，是直接接受先人辨证论治经验的一种方式，可扩大学员知识领域，了解古代各家流派特色，这方面的问题，只有恳切希望有关部门重视并予解决，笔者就不纸上谈兵了。

浅论中医研究生的素质培养

素质通常是指人的先天神经系统的特性以及感觉和运动器官方面的特点。先天遗传素质只能为人的发展提供生理基础，只有在接受环境教育和改造客观世界的实践活动中，才能逐步形成，进而构成人的后天思想政治素质、科学智能素质和生理心理素质。

中医研究生是中医教育事业培养的高级专门人才，如何加强对他们基本素质的培养，促使他们早日成才，是研究生教育中不容忽视的课题之一。本文试就此作一粗浅的论述。

一、思想政治素质

社会主义高等教育要求具有优良政治素质的中医研究生，必须坚定社会主义方向，热爱祖国医药事业，培养为医学科学献身的精神。

（一）坚定正确的政治方向

在我国改革开放，建设有中国特色社会主义的重要历史时期，就是要坚持“一个中心，两个基本点”，保持清醒的头脑，不偏离社会主义方向。中医研究生必须把坚定正确的政治方向作为精神支柱和力量的源泉，自觉克服各种背离社会主义的错误倾向，努力把自己培养成为社会主义建设的合格人才。

（二）强烈炽热的爱国情操

研究生的爱国情操应集中表现为民族自尊心和民族自信心，表现为对祖国、对民族的前途命运的关心和对祖国医学的献身精神。

（三）高尚的道德品质

“医乃仁术”，历代医家都把“仁爱救人”、“赤诚济世”作为事业的准则。研究生应该热爱医业，刻苦钻研业务，精益求精。必须具有爱人助人的精神，为医公正，努力担负起对患者、对社会、对医学科学、对整个人类应尽的职业道德义务和责任。

二、科学智能素质

广义而言，科学智能素质包括知识、智力和能力三个方面。良好的科学智能素质要求中医研究生不但要具有丰富的科学知识和较高的智力，而且还应具备较强的运用知识进行创造性劳动的能力。

（一）勤奋博学，建立合理的知识结构

20 世纪下半叶以来，现代医学随着多学科的不断渗透，出现了在微观上越来越深入，宏观上越来越扩展的既高度分化又高度综合的发展趋势。面对这种趋势，中医药学应该如何与现代医学同步发展，如何走向现代化等问题已刻不容缓地摆在我们面前，同时也对中医药人才的知识结构提出了更新更高的要求。

首先，中医研究生必须具备精深的中医药专业核心知识。必须系统全面地学习和掌握中医药学的基础理论，不仅要精读《内经》、《伤寒》、《金匮》、《本草》等经典专著，还要通晓辨证论治、理法方药的玄奥机理。特别是要根据自己的专业和研究方向，着力于专业知识的精深度和先进性，娴熟掌握各种高难度的专业技能。

其次，中医研究生必须在一定程度上学习和掌握现代医学理论，特别是其中观点较新、发展较快的生物化学、免疫学、分子生物学、遗传工程学和细胞生物学等。同时还应学习和掌握现代医学的一些科学诊疗技术，丰富自己的研究手段，如 X 线、同位素、超声波、电子扫描、心电图、脑电图、核磁共振等，以运用现代医学知识与技术为发展中医服务。

再次，中医研究生还应有广博的多学科知识。现代科学的发展，既向纵深发展，又交互渗透，自古以来中医就是借助同

时代的科技成就同步发展。未来中医药学的发展也必定是在与众多学科的结合渗透中走向现代化。因此，作为高层次的中医药研究人才，其知识结构中的多学科知识应包括三个方面。一是与中医学相关的自然科学知识，如数学、物理、化学、系统论、信息论、控制论、生物全息论、耗散结构论和电子技术等；二是与中医学相关的社会科学、人文科学知识，如哲学、心理学、伦理学、社会学、天文学、地理学和历法学等；三是思维科学知识的掌握，有利于提高中医研究生的创造性思维能力，提高观察力、记忆力、思维力、想象力和注意力，学会科学用脑，努力提高智力水平。

（二）不断实践，努力提高学习研究能力

中医研究生必须具备较强的学习与科研能力，这就必须在实践中注重对自学能力、动手能力、表达能力和创造性研究能力的培养。

1. 自学能力

面对当代社会知识的急剧增长，培养自学能力在中医研究生的学习中具有重要的意义。研究生要能自行确定学习与研究的目标，制定学习研究计划，查阅文献资料，独立阅读与思考，独立分析综合，撰写心得报告，并对自学情况作出较为客观的评价。同时提高阅读古文和外文的能力。

2. 动手能力

动手能力主要是指进行实验操作或临床实践的能力，这是中医研究生学习与研究能力的重要方面。研究生既要熟练掌握一些实验操作技能技巧，独立完成临床基本操作，学会使用各种常用医疗器械设备，还应避免消极的模仿，减少盲目性。在实践中，必须手脑并用，将动手活动的全过程贯穿于脑活动之中。

3. 表达能力

主要是指语言表达、文字表达、图像表达和数理计算等能力。中医研究生在学习研究中经常要遇到课题设计、病例讨

论、专题辩论、学术报告、实验报告、文献综述、撰写论文以及论文答辩等，因而必须注重语文知识的学习，了解常用文体及其基本结构，掌握逻辑学知识，学会归纳问题，使思路周密、连贯，进而使表达趋于规范。

4. 创造性研究能力

在医学发展史上，从岐黄、神农，到华佗和孙思邈，无不以其卓越的创造性才能而名垂青史。创造性研究是中医研究生所有能力中的核心。科学研究的重要任务和特点就在于正确探索和揭示未知事物的本质和规律。在学习和研究中，研究生要有对未知事物探索的求知欲，要有新意，有创造。如此才能繁荣中医药学，才能促进中医学的发展。

三、身体素质

中医研究生必须具有良好的身体素质及心理素质。要形成健康的心理，首先应该培养正确的价值观，从哲理高度来认识人生的意义，培养起符合社会发展需要的积极情感和社会主义人道主义情感，学会用唯物史观分析和认识社会尚存的不完善的方面，从而培养出健康的心理素质。同时，要经常持久地进行体育锻炼，以充沛的精力投入到学习和研究之中，并为今后的工作奠定良好的生理基础。

总之，一个人的思想道德素质、科学文化素质、身体素质及创造才能等等，对他的整个事业都有着直接的影响。中医研究生基本素质的培养不仅关系到他们本人的成长，同时也关系到中医事业的发展与未来。每一个中医研究生都应有高度的历史责任感，努力提高自己各方面的素质，使自己早日成为社会主义建设的合格人才。

研究教学评价方法，探讨人才培养标准

衡量一所高等中医院校教育水平的标准，不仅要看它培养学生的数量，更重要的是看它培养出来的人才能在多大程度上适应社会发展的需要。随着我国高教体制改革的不断深入，中医药专业的毕业生已面临着“双向选择”的现实。“人才竞争岗位，岗位竞争人才”局面的形成，将促使高等中医院校必须建立使学校具有主动适应社会发展需要的有效机制，在激烈竞争的过程中不断改革发展。

严格地说，中医药人才培养标准的制定与评价方法的研究是有密切关系的，都是属于教育测量学的范畴，它们在办学质量评鉴的“目标评估”中均占有极其重要的地位，因此必须引入现代教学评价的理论和方法，结合本专业的实际情况来探索制定人才培养标准问题。

一、教学评价的性质及其与人才培养关系

教学评价是根据一定的价值标准对教学活动的成效对照教育目标所规定的要求进行科学的判断。因此，教学评价的主体应该是与人才培养过程密切相关的一切教学活动。为了全面认识中医药人才培养标准及其评价的性质，有必要先对我国高等教育开展教学活动的一般性质进行概略地考察。

高校的教学，是学生在教师的引导下，系统学习科学文化知识和技能，发展智力和体质，树立社会主义道德品质的过程。根据我国新时期的教育方针，高等学校的教学主要有以下三个方面的任务：

1. 培养学生系统地掌握科学知识与技能

人类世代积累的科学知识与技能是人们认识世界和有效地改造世界的基础，是人们进行创造活动的条件。

2. 促进学生智力与能力的发展

学生在积累知识、掌握知识、运用知识进行创造的活动中，将形成与发展一定的智力与能力。学生的智力与能力是其以后主动地开拓知识与技能以及发展能力的潜力所在。

3. 促进学生在政治、道德、心理和思想诸方面的素质得到全面发展

作为社会主义大学，要注重培养学生具有坚定正确的政治方向，逐步形成辩证唯物主义世界观和社会主义的道德品质，使之成为社会主义事业的建设者和接班人。

另外，根据“教育要面向现代化，面向世界，面向未来”这三个方面的要求，我们所培养的社会主义现代化的人才，应具有以下四方面的素质：一是政治上能坚持四项基本原则，具有崇高的共产主义理想和道德品质，热爱祖国，热爱社会主义；二是具有接受新知识和对新事物有快速反应的能力，培养探索精神和创新意识；三是具有扎实的基础知识和丰富的专业知识，了解学科前沿，能接受新技术革命挑战；四是具有良好的心理素质和体能素质，能承受现代社会快节奏的压力。以上四方面，部分是通过学校各种教学活动得以实现的，而所有这些高等学校的教育目标和现代化人才的要求，就构成我们确立中医药人才培养标准并进行教学评价的依据。

二、制定中医药人才培养标准应遵循的几个原则

如前所述，教学评价是一种价值判断的活动，我们应该遵照社会主义教育方针和教学目标所规范的要求，根据现代人才全面发展的标准，来认识中医药人才培养标准问题。而在解决这一问题之前，有必要就其确立标准的有关原则进行探索。我们认为，制定中医药人才培养标准应注意如下几个原则：

1. 坚持高等中医教育社会主义性质的原则

坚持社会主义的办学方向是我国高等教育办学的指导原则。为此，在制定中医药人才培养标准的过程中，必须把毕业生是否适应我国社会主义政治、经济、文化、科技等发展的需

要，作为一个重要内容加以衡量。一切课程都有教育性，都必须把对学生的思想品德教育融于教学活动之中。教学内容、教学方法要体现面向现代化、面向世界、面向未来的要求，学校的一切教学工作必须贯彻教育与生产劳动相结合、促进人的全面发展的方针，用马克思主义的辩证唯物主义和历史唯物主义观点指导学校教学的全过程。

2. 坚持人才素质全面发展的原则

在这方面，特别是在知识、能力、品德等方面，如何反映时代的特点，是高等中医药教育进行人才培养和质量评价过程中必须认真研究的问题。根据马克思主义关于人的全面发展的学说以及党的教育方针和邓小平同志提出的教育“三个面向”的要求，我们认为，在制定中医药人才培养标准并实施教学质量的评价过程中，应对受教育者的思想品德素质、科学文化知识素质、能力素质、心理素质及身体素质等进行全面的考察。

3. 坚持教学与临床实践相结合的原则

坚持教学与生产劳动相结合，是马克思主义关于培养全面发展人才的基本观点，也是我国高等教育的基本方针之一。现代社会大工业生产具有现代科学技术与现代化的生产有机结合的特征，因此，实行教育与生产劳动相结合的原则更是培养现代化人才的需要。这一原则的贯彻，不仅要体现在教学计划的制定上，也要体现在各种教学活动之中。教学内容与教学方法的选择，应当力求与现代临床实践的需要和发展相适应，力求能反映现代中医药科技发展的水平。另外，在社会实践、临床实习以及正在发展的产学合作教育中，既要注意满足专业的教育需要，也要重视从事临床实践与参加生产劳动的教育意义，对学生进行实践观点、劳动习惯的教育，培养学生重视实践、热爱劳动的优良思想品质，促进学生树立为人民服务的思想。

4. 坚持课内与课外相结合的原则

高校的课堂教学是达到教育目的的基本途径，但不是唯一的途径，要注意引导学生课外的学习，培养学生的独立思考、独立开拓知识的习惯和能力。作为课堂教学之外的教学活动形式，如学术活动、社会实践与科学实践等，在人才全面发展过程中所具有的重要意义愈来愈为人们所认识。我院自 1986 年以来，已连续 9 年组织学生利用第二课堂开展中医药学术研讨活动，取得了显著的成效，1993 年被国家教委授予“优秀教学成果二等奖”。实践表明，学术研讨活动所形成的学术环境，给学生以科学精神的熏陶，有助于他们及时获得最新学术信息与知识。而社会实践和科学实验则是促使学生的知识通过实践转化为能力并进一步发展知识的途径。在这些教学活动中·学生有机会综合地运用所学过的知识技能，发挥自己的主动性和创造性，同时，这些活动又为课堂教学内容和方法提供新的信息，促进课堂教学的发展。

5. 坚持因材施教的原则

未来的社会将是一个以个人自由发展为一切人自由发展的条件联合体。因此，在全面发展的概念中，不仅不排斥个人的个性发展，而且是以各个人自由发展为条件的，可以说全面发展是个性发展的基础，个性发展又是全面发展的条件。坚持因材施教原则的目的在于引导学生个性得到发展，创造条件使学生得以按其自身条件、个人志向和社会需要，有选择地形成最佳知识结构和能力结构。因此，一切教学活动的进行和人才培养标准的制定都要很好地贯彻这一原则。

三、对中医专业学生毕业考核标准的初步设想

高等中医院校的毕业实习，是按照教学计划进行的，在校教学过程的终末阶段，是学生对所学专业基础理论与专业知识的全面回顾和综合运用的实践教学过程。对于学生来说，又是他们进入专业岗位之前的职业训练阶段。因此，毕业实习是使我们的培养对象进一步完善知识能力结构、使之适应社会用人部门需要的关键性教学环节。要保证这个环节的教学质量，除了必须研究和改革后期教学的体制和教学方法之外，还必须研究如何根据教学评价的一般方法和人才培养的一般要求，科学合理地进行毕业质量的考核和评鉴，严格地把好人才的出口

关，保证能向社会输送符合质量要求的中医药人才。

根据中医院校中医专业人才培养目标的要求，我们认为其考核内容的覆盖面必须能够基本上涵盖本专业人才质量要求的各个主要方面，并充分反映学生的知识与能力的协调水平，具体来说，可从如下几个方面着手。

1. 专业理论的掌握与运用能力

通过卷面理论考核的方式，考核其对开展本专业实际工作直接有关的基础理论知识和重要临床理论知识的掌握程度，前者应包括中医基础理论、中医诊断学、中药学和方剂学等，后者主要是中医内科学和西医临床基础。

2. 临床辨证论治能力

直接通过实践过程考核和评价学生运用中医理论和四诊方法搜集、分析临床资料、诊断疾病、确定治疗方案和遣方用药的专业实践能力。同时评价学生在接触病人时的表述能力和协调医患关系等人际交往能力。

3. 临床急诊工作能力

考核学生在急诊工作中对常见急症的分析判断和紧急处理能力，从而评价学生对专业知识和技能掌握的系统性及灵活运用能力、应变能力和与其他医护人员协作共事的能力。

4. 运用现代医学专业知识与技能的能力

考核学生掌握现代医学查体方法和必要诊疗技术的一般水平，以及对常用实验室检查生理常数和临床意义的了解情况，从中评价学生对医疗工作的适应程度和与西医工作者共事协作的能力。

5. 医疗文件写作能力

考核学生书写门诊病历、住院病历、病程记录、出院记录、检验申请单等医疗文件的写作水平，从中分析学生的临床思维及文字表述能力。

6. 文献检索与资料积累的能力

考核学生对图书馆检索系统掌握与应用情况，以及实习过程中进行临床与科研资料积累的情况，从中评价学生摄取、整理和贮备信息能力。

7. 论文写作与答辩能力

考核学生在实习过程中开展临床研究、进行毕业论文撰写的情况，评价学生进行初步科研设计、临床观察、科研分析以及综述文献资料等能力。

8. 外语与计算机水平

考核其外语四、六级水平及计算机等级水平，以评价其全面发展自身素质，适应“三个面向”需要的基本情况。

9. 思想道德素质水平

根据学生在实习全过程中的表现，从实习态度、工作作风、组织纪律、医疗道德及履行实习医生职责等多方面进行综合考评鉴定。

总之，毕业考核标准的制定及方法的改革，是中医院校后期教学改革的重要组成部分，也是制定中医药人才培养标准最主要的环节。其最终效益不仅在于客观全面地反映毕业生知识与能力的实际水平，而且可以促使学生在实习岗位上认真学习求知，还可以通过严格考核发现前后期教学中的薄弱环节，为教学改革提供大量的可靠的反馈信息，从而带动后期教学进行适应性的改革。因此，从这个意义上说，其根本目的，并非仅仅是为了评价我们的办学水平如何，更重要的是为学校输送合格人才起把关作用。当然，真正的把关应该是建立一个严格的“考核——评价——选优汰劣”的机制，只有建立起有权威的考核淘汰制，才可能真正把竞争机制引入教学领域，而最终使中医院校能够向社会输送大批知识与能力平衡发展的有用人才。